Der grüne Pfad des Lebens

eine Körperlandschafts-
und Pflanzenreise

von Antje Kierstein

Zeichnungen

Mena Annette Schneider

Wichtiger Hinweis: Der Autor hat große Sorgfalt auf die (therapeutischen) Angaben, insbesondere Dosierungen, Indikationen und Hinweise verwendet. Dennoch entbindet es den Anwender dieses Werkes nicht vor der eigenen Verantwortung. Weder durch Autor noch den Verlag kann Haftung für eventuelle Nachteile und Schäden übernommen werden.

Gender-Hinweis: Aus Gründen der besseren Lesbarkeit wird auf eine ausgewogene geschlechtsspezifische Ansprache verzichtet. Entsprechende Begriffe gelten im Sinne der Gleichbehandlung grundsätzlich für alle Geschlechter.

1. Auflage 2022

Herstellung und Verlag: BoD – Books on Demand, Norderstedt

Zeichnungen: Mena Annette Schneider

ISBN: 9783755727033

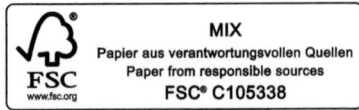

FSC
www.fsc.org

MIX
Papier aus verantwortungsvollen Quellen
Paper from responsible sources
FSC® C105338

Inhalt

Teil III Metall

Lunge und Dickdarm
Kanzler*in und Entsorger*in

Teil IV Wasser

Niere und Blase –
Arbeit-Freizeit-Regulatorin
und die Wasserbeauftragte

Einleitung

Für mich war die Entdeckung der Traditionellen Chinesischen Medizin ein großer Schatz. Sie verkörpert ein völlig anderes Denkmodell, mit dem wir uns der Wirklichkeit annähern können. In unserer westlichen Sichtweise sind wir es eher gewohnt, das Betrachtete auf eine lineare, mechanistische und funktionelle Weise zu analysieren. Hier jedoch greifen auch geistige, energetische, physiologische, seelische und spirituelle Aspekte ineinander und schaffen ein vielschichtiges Bild.

In meiner Praxis erlebe ich immer wieder, wie dankbar es angenommen wird, wenn ich versuche, diese Bilder zu erklären. Die Symptome und Erkrankungszustände gemeinsam mit dem Puls, der Zunge und den körperlichen, auffälligen Meridianpunkten in eine individuelle Geschichte zu weben. Ich habe größte Achtung vor dem tiefen Verstehen, was hier durch ein vernetztes und spirituelles Beobachten und Erfahren einen tatsächlich ganzheitlichen Ansatz schenkt, der in vielfältiger Weise heilsam genutzt werden kann.

Ich möchte Ihnen gerne diese systemische Sicht vorstellen. Sie kann ein guter Spiegel sein und als Orientierungsmöglichkeit für unser Leben und Wirken genutzt werden. Da ich eine tiefe Liebe zu den Pflanzen hege, verbinde ich die dargestellten Aspekte jeweils mit pflanzlichen Begleitern oder Helfern.

In der chinesichen Sichtweise werden die einzelnen Funktionskreise auf einer bildlichen Ebene mit Ministern und Funktionsträgern eines Kaiser*innenreiches verglichen. Gerade weil das unserer normalen Denkweise so fern ist, ist dieser Ansatz verlockend. Er kann uns einladen, uns auf einer märchenhaften Art und Weise mit uns auseinander zu setzen.

In unserer Zeit begegnen wir den meisten Informationen mit unserem rationalen Verstand. Wir wollen intellektuell begreifen und den logischen Sinn verstehen. Diese Sichtweise hat uns viele Fähigkeiten gebracht, aber wir haben dabei auch etwas aus dem Blick verloren.

Die von mir vorgestellten Bereiche sind nicht in erster Linie dazu da, das sie ihr rationelles Verstehen ansprechen. Sie wollen vielmehr über das Entstehen innerer Bilder, Gefühle, Assoziationen, mit auftauchenden Ablehnungen, Widerständen oder Bejahungen, eine tiefere Ebene erreichen.

Es geht mir nicht darum zu sagen, das diese Annäherung und genau diese Bilder die Richtigen sind. Unser Mikro- und

Makrokosmos ist so komplex, das wir uns ihm auf mehreren unterschiedliche Weisen nähern können und die Entwicklung einer eigenen Verstehenswelt hilfreich ist.

Tief in uns wissen wir sicher, das die Magenschmerzen etwas mit unserem inneren Befinden zu tun haben. Unsere ganz individuellen Magenschmerzen sind und auch dieses neuerdings aufgetretene Einschlafen der Hände können wir uns nicht ganz erklären. Wir vergeben uns sehr viel, wenn wir es einfach wegmachen wollen, ohne es zu begreifen und individuell zu verstehen.

Wir haben eine fokussierte Sicht die Welt zu bestimmen. Aber auch eine breite Sicht, die es vermag viele kleine Details auf eine spezielle Weise zusammen zu weben. Diese dürfen wir stärken, üben, trainieren, entdecken und verfeinern. Ich glaube, das sie ein wichtiges Werkzeug ist, das wir heute wieder ganz bewusst einsetzen dürfen und dies wesentlich zu unserem Glück und unserer Stabilität beitragen wird.

Gliederung

Ich habe mich bei dem Aufbau der Kapitel daran orientiert, welchem Element die jeweiligen Funktionskreise angehören. Diese bilden zusammen ein Rad oder einen Kreis und so habe ich diese Reihenfolge als Grundlage genommen. Eine Erklärung der Elementeigenschaften bildet den Beginn eines jeden Kapitels.

Danach stelle ich die jeweils zugeordneten Organsysteme dar. Sie bestehen aus einem Yin- und einem Yang-Partner. Die Namen beziehen sich zwar auf ein Organ, beinhalten aber nicht nur diesen Bereich und dessen materielle Bestimmung, sondern haben auch eine jeweils eigene Schwingung und Dichte, eine bevorzugte Emotion, ein spezielles Netz, das sich durch den Körper zieht und mit anderen verbindet, zu einem großen Flusssystem.

Yin entspricht mehr der Substanz, dem Dichteren. Ich vergleiche es gerne mit einem Haufen Holz. Yang sorgt für die aktive Umsetzung und entspricht dem Feuer. Beide Anteile gehören zusammen und bilden eine polare Einheit. Es ist wichtig, sie in einer guten Balance und einem guten Bezug zueinander zu halten, da ansonsten unsere harmonische Basis nicht mehr lange gewährleistet ist. Im Bild von Holz und Feuer, wollen wir ein stabiles und kraftvolles Feuer. Es soll nicht qualmen und es soll auch nicht alles rings umher verbrennen. Es wäre gut, wenn der Holzvorrat noch lange hält und sich nicht bei genauerem Hinsehen als Strohhaufen entpuppt.

Natürlich kann die Darstellung von Yin und Yang noch viel detaillierter erfolgen, aber ich möchte mit diesem Buch nicht erreichen, das sie ein klares Bild und Verständnis der chinesischen Medizin erlangen, sondern das sich anhand dieses Konzeptes ein eigenes inneres System in Ihnen bilden kann. Ein System, was eine Spiegelung des ganz Persönlichen erlaubt.

Die einzelnen Organe habe ich versucht kurz in unserer westlichen Sicht- und Funktionsweise zu skizzieren und dann einen Bogen auf eine breitere Betrachtung zu schaffen. Hier wird auch noch einmal eine detaillierte Erklärung, der im Nachfolgenden zum Teil recht kurz angeschnittenen Begriffe, stattfinden.

Die dem Organ zugeordnete(n) Pflanze(n) sollen einen Zusammenhang zwischen dem Thema des Organbereiches und dem Wesen der Pflanze spiegeln. Diese ist nicht streng dem jeweiligen Organ als Hauptschwerpunkt verbunden.

Die Pflanzenübersicht möchte noch einmal einen kurzen Überblick vermitteln und Sie anregen eine eigene Erfahrung im Anwenden der Pflanze zu erlangen.

Außerdem ist es meine Hoffnung, das sie die Bilder der Pflanzen mit nach draußen nehmen. Auf die Wiesen, den Rain und in den

Wald. Sie verstärkt beobachten. Nicht nur sich selbst, sondern auch ihre Umgebung. Es führt uns zu einer höheren Verbindung und Einbettung, wenn wir anderes Leben nicht als Objekt bewerten, sondern als Subjekt betrachten. Jedes Leben bringt seine ganz eigenen Eigenschaften und Wesensarten mit und wir sind mehr miteinander verbunden, als wir allgemein mittlerweile annehmen. Doch gerade dieses wieder auf einander Bezug nehmen zur Natur, zur Erde kann uns eine stabile Basis für das Morgen geben.

Ein kleine Geschichte vorab

Stellen Sie sich vor der menschliche Körper wäre ein Kaiserreich. In diesem Land gäbe es zwölf Funktionsträger, die unterschiedliche Aufgaben zu erfüllen haben. Das Land selbst kann ganz unterschiedlich aussehen und auch sehr vielfältige kulturelle Eigenarten ausbilden.

Das **Herz** ist hier in unserem Reich der Kaiser (oder der Stammesälteste – wenn Sie sich am Kaiser stören, nehmen Sie das Bild, was für Sie stimmig ist). Seine Aufgabe ist es, zu beobachten, wo die Stärken und Schwächen seines Volkes sind, was die ganz eigene Wesensart ist. Er sollte aber auch eine tiefe Verbindung zu den kosmischen Gesetzen haben, einen fein ausgebildeten Geist und Raum entfalten für Freude und Kreativität. Seine Aufgabe ist es, seinem Volk ein Blühen und Gedeihen des Landes zu ermöglichen. Die ganz eigene Art zu pflegen und zu hegen und den Raum dafür zu geben, dass alle glücklich und voller Freude ein Teil des Ganzen sein dürfen und wollen. Es ist seine Aufgabe den Überblick zu haben und sich immer wieder auch einen Neuen zu verschaffen. Der Kaiser selbst jedoch braucht seine Kraft und Bündelung, um die Energie des

Landes zu halten und abzubilden. Er selbst ist nicht der Überbringer der Befehle und bleibt größtenteils im Hintergrund und frei von alltäglichen Belangen.

Dafür hat das Herz seinen Kanzler oder Staatsminister, die **Lunge**. Sie ist dafür zuständig die Befehle des Herzens, die aus dessen Beobachtungen, Erfahrungen, Visionen und Einsichten entstanden sind, in die Tat umzusetzen, diese weiterzuleiten bis in die Peripherie. Es ist dabei die Aufgabe der Lunge, dies in einer Art und Weise zu tun, die strukturiert ist, ein klares Mitschwingen ermöglicht, einen Rhythmus, der mit der Mentalität des Volkes und den gerade tatsächlichen Bedürfnissen übereinstimmt. Dieser Kanzler sollte auch flexibel auf die Bedürfnisse und Wünsche der anderen Minister reagieren können und sich als Diener des großen Ganzen betrachten. Er hat eine wichtige Funktion und sollte einen kühlen Kopf haben, mit dem er liebevoll die intuitiven Einsichten seines Kaisers, rational und logisch stimmig umsetzen kann. Er sollte souverän und klar sein und eine je nach Gegebenheit bewusste Abgrenzung oder Offenheit zu den Nachbarländern hegen.

Die **Niere** wiederum ist die Ministerin für Arbeit und Freizeit. Sie prüft - in Rücksprache mit dem Volk - wie die   Impulse ankommen, wie viel Energie sie der Peripherie, den Bauern und Arbeitern abverlangt, ob es über deren Ressourcen geht und genug Zeit für Ruhe und Regeneration bleibt. Sie will sicherstellen, das das Optimum an Energie im Volk erhalten bleibt und sich durch Freude und Lust entfalten und potenzieren kann. Sie weiß, dass in der Ruhe die Kraft liegt und durch langsame Öffnung des Potentials verborgene Schätze und Talente gehoben werden können. Ihre Zusammenarbeit mit der Lunge und ihre Resonanz beim Kaiser sollte tief und wechselseitig sein und ihr Auge auf die Ressourcen und deren Erhaltung immer ein Anliegen darstellen.

Der **Magen** kann mit einem fahrenden Händler oder Sammler verglichen werden. Er sammelt die Güter ein, die vom Volk hergestellt wurden und bringt sie in den großen zentralen Speicher. Dabei schaut er schon, ob es Dinge gibt, die nicht gut in den Speicher passen und sofort weiterverarbeitet werden sollten. Er ist in starker Vernetzung mit **Milz/Pancreas**, die das Zentrum unseres Landes darstellen, quasi den Kornspeicher, in dem alles zusammenfließt, sich konzentriert und aus diesem wieder verteilt wird. Hier ist unsere Basis, aus der wir Kraft schöpfen, uns stärken und entwickeln. Es werden auch Dinge aus anderen Kaiserreichen zwischengespeichert, um an notwendige Punkte in unserem Reich verteilt zu werden.

Eine Vielzahl von Materie sammelt sich hier an und es ist unabdingbar, dass wenn alles gesammelt und aufbewahrt wird, das Lager schnell voll oder die Städte überfüllt sind. Wir brauchen eine Kraft, die verantwortlich ist für den freien Durchgang, die Entfaltung und Ausdehnung. Wir benötigen die Transformationskraft des **Dickdarm**. Er prüft und übermittelt, was wirklich noch notwendig ist, welche schwerwiegenden Kontakte zwischenzeitlich als bearbeitet gelten und welche damit zusammenhängenden materiellen Lasten jetzt umgewandelt bzw. entsorgt werden können. Der Dickdarm als Entsorger ist wichtig, um das ganze System leicht und elastisch zu erhalten und nicht in alten Geschichten und vergangener Materie zu versinken und zu erstarren.

Es braucht aber auch noch eine Wasserversorgungsbeauftragte, die **Blase**. Eine die sicherstellt, dass alles am fließen ist, dass es nirgends zu einer Stauung der Bäche und Flüsse kommt oder an anderer Stelle zu einer Austrocknung. Um ebenso in der Peripherie genug Energie und Flüssigkeit zur Verfügung zu stellen, damit alles was angebaut oder erschaffen werden soll, ermöglicht werden kann. Gewebe und Organe, Dörfer und Städte, werden mit Energie versorgt, sind miteinander in fließender Verbindung und bekommen über diese Transportwege immer neue frische Kraft.

Alte und verbrauchte Flüssigkeiten wiederum gilt es auf anderen Wegen aufzufangen und zu entsorgen. Eine Reinheit der Versorgungswege ist wichtig, um die Gesundheit der Bevölkerung und des Landes nicht zu bedrohn und dem lichten und lebendigen Ausdruck der Bewohner-Persönlichkeiten eine gute Basis zu geben.

Auf Grundlage dieses Systems entwickelt sich unser Land zu einem vielseitigen Geflecht und es kommt natürlich zu innovativen Prozessen, zu neuen Ideen und zum Austausch mit Nachbarländern. Hier nun benötigen wir die Rolle des Generals, der **Leber**. Sie trägt zusammen, wie die Umstände und Situationen im Land gerade sind, ob es eventuell unzufriedene Bürger gibt, die ihrerseits ihre Ideen durchsetzen wollen, ob es Erneuerungen gibt, die nicht mit dem ursprünglichen Geist des Landes harmonieren oder aber auch viele tolle Ideen, die zusätzliche Energie und Ressourcen benötigen, vielleicht gibt es auch Nachbarländer, die sich stark von der eigenen Seins-Art unterscheiden und ganz andere Werte in den Vordergrund stellen. Die Leber sammelt alle Ideen und Umstände und betrachtet welche Reserven sie hat. In Rücksprache mit dem Herzen schaut sie welche Strategien, welche Handlungen, gerade akut erforderlich sind, um optimal mit den Gegebenheiten in Berücksichtigung des Eigenen mitzuschwingen.

Die **Gallenblase** ist dann die kaiserliche Gerichtsbarkeit oder auch der Umsetzer, der Geplantes ins Tun bringen soll. Es werden Beschlüsse verwirklicht und auch durchaus klare Grenzen gesetzt und mit den Säbeln gerasselt/die Zähne gezeigt, wo dies von Nöten ist. In der Organuhr steht die Gallenblase dem Herzen direkt gegenüber und bekommt von da ihre Anweisungen.

Damit der Kaiser oder die Kaiserin sich nicht mit einem Meer von Informationen auseinandersetzen muß, die noch verfeinert und durch sortiert werden müssen, hat sie verschiedene Helfer.

Der **Dünndarm** sorgt dafür, dass alle Informationen vorsortiert werden. Er prüft, welche Informationen wichtig sind, welche noch gereinigt und gefiltert werden müssen. Auf Grundlage der Grundwerte versucht er die bestmögliche Vorqualifizierung zu schaffen, um dem Herzen reine klare Informationen zur Verfügung zu stellen.

Natürlich ist so ein Kaiserreich umgeben von anderen Reichen und Systemen/unserem sozialen Umfeld. Es ist daher wichtig, einen guten Umgang mit den Grenzen und der Kommunikation im Miteinander zu haben. Wir brauchen hierfür außer den Fähigkeiten der Lunge, Leber und Gallenblase auch freundliche, kommunikative und offene Vermittler.

Der **Drei Erwärmer** ist ein nicht auf ein Organ bezogener Funktionskreis, sondern dafür da, dass alles miteinander in

Balance ist. Er verbindet die unterschiedlichen Körperregionen und sorgt für die Kommunikation zwischen der Bevölkerung, für die Sprache und Verständigung. Seine Aufgabe ist es, für ein gutes Miteinander zu sorgen und darauf zu achten, das sich keine Spannungen und Stauungen aufbauen.

Der **Pericard/Herzbeutel** ist der Herzbeschützer. Dieser ist der Privatsekretär des Herzens und nicht nur dafür verantwortlich, dass Besucher des Kaisers/in freundlich aber bestimmt vorgeprüft werden. Er ist auch dafür wichtig, das unsere Kaiserin die Freuden, die Lust am Leben und die Wonnen feiert. Ihm obliegt es, dass die Tore zum Herzen offen aber geschützt sind und wir keine dicken Mauern brauchen, hinter denen wir uns verstecken und wo kein Wind mehr erfrischend hinein blasen kann.

Ich hoffe, Sie haben sich nicht irritieren lassen, von den vielen verschiedenen Anteilen und ihren Verstrickungen. Wir sind ein komplexes System, wo eines in das Andere greift und es schwierig ist, sich einen Teil heraus zu picken, ohne die Anderen mit zu berücksichtigen. Aber so ist das Leben. Ich halte es für die Herausforderung unserer Zeit, wieder das ganze System zu berücksichtigen, so kompliziert das auch sein mag. Wir sehen es an unserer Welt. Ein System, was immer mehr in seiner Grundordnung gestört ist, gerät aus dem Gleichgewicht und wird immer schwieriger zu korrigieren. Dies wird noch verstärkt, wenn wir es gar nicht mehr gewohnt sind, systemisch zu denken oder mit den anderen „Beamten" und „Funktionswächtern" in einen interdisziplinären Austausch zu gehen.

Dies ist aber geboten und bringt Beruhigung und Befriedigung. Es stärkt die Niere und die Milz. Es wird nicht mehr nur an die Ressourcen gegangen, sondern wir berücksichtigen sie und bringen auch Energie dorthin zurück.

Ich möchte die einzelnen Funktionen, ihre Schwächen und Stärken, ihre Herausforderungen und Abweichungen, vorstellen und ihnen Pflanzen an die Hand geben, die mit dem jeweiligen Prinzip einen guten und helfenden oder spiegelnden Umgang haben.

Alternativ oder erweiternd gibt es hier nun noch den Beginn eines Märchens, den Sie individuell für sich weiter entfalten können:

Es war einmal eine Insel. Sie war geräumig und hatte Seen und Flüsse, viel Wald und Wiesen und einen Berg, der sich mit sanften steinigen Rundungen in den Himmel streckte. Von diesem hatte man einen wundervollen Ausblick auf andere nicht zu weit gelegene Inseln.

Eines Tages legte ein kleines Boot an und ein weiser, gelehrter Mann stieg heraus. Er hatte von Weitem die Insel und ihren Berg gesehen und nun endlich die Gelegenheit ergriffen und an ihren Ufern sein Boot festgeknüpft. Er wanderte durch die Wälder und Wiesen, vorbei an schönen springenden Bächen und kleinen Seen. Stück für Stück näherte er sich dem Berg, der ihn gelockt hatte. Diese Insel berauschte und verzauberte ihn. Er fühlte sich hier auf eine wohlige Weise vertraut und zu Hause. Er fühlte eine Magie und Verbindung, die er so noch nicht oft an Plätzen erlebt hatte. Der Berg und die Steine begrüßten ihn, die Blumen und Vögel, die ihm auf seinen Weg hinan begegneten, beglückten ihn. Sie sprachen eine Sprache. Er hatte einen Ort gefunden, mit dem er tief in Resonanz war. Die Aussicht von oben war grandios und er fühlte sein Herz vor Freude singen und klingen. Er beschloss eine Weile hier zu bleiben und tiefer in das Herz dieser Insel einzutauchen. Die Tage vergingen und wurden zu Wochen. Eines Tages sah er in der Ferne ein größeres Schiff, das auf seine Insel zusteuerte. Er ging zum Strand um die Ankömmlinge zu empfangen. Es waren ungefähr 100 Menschen, die nach und nach ihren Fuß auf den Boden setzten. Er kannte Einige von ihnen, Andere waren ihm fremd. Diejenigen die er kannte berichteten, dass in ihrem Land keine Freude im Leben mehr wäre, dass der neue Herrscher das Land und die Menschen ausbeute und sie entschlossen hatten, das dies nicht mehr der rechte Platz zum Leben sei. Sie hatten ihn zu dieser Insel aufbrechen gesehen, sie mochten und schätzten seinen Geist und wären dankbar, hier gemeinsam miteinander leben zu können.

Der Gelehrte kratzte sich am Kinn und überlegte. Es wäre ihm wichtig, dass der Geist der Insel gewahrt bleiben könnte und in Achtung und mit Respekt mit dem umgegangen würde, was benötigt wurde.

Sie entfachten ein Feuer am Strand und verbrachten die nächsten Tage damit sich vorzustellen, voneinander zu hören, wer sie sind, was sie könnten. Es kamen nicht alle aus dem gleichen Land und so wurde gelauscht, was sie von anderen Ländern zu berichten hatten.

Es war eine große Insel und so waren die 100 Leute gut unter zu bekommen. Es wurden zwei kleine Dörfer gebaut und sich eingerichtet. Die Flora gab genug an Nahrung her und auch Ackerbau konnte begonnen werden.

Nach einiger Zeit kamen drei weitere Schiffe und der Gelehrte überlegte mit den Anwohnern gemeinsam, welche Strukturen entwickelt werden sollten, was die Grundwerte wären. Die Erfahrungen und Bedürfnisse wurden angehört. Der Gelehrte, der als Erster auf der Insel angekommen war und für sein Wissen, seine Himmlische Anbindung, für seine Weichheit und Intuition, jedoch auch für seine Stärke und Präsenz geehrt wurde, wurde zum Kaiser der Insel benannt. Er bestimmte für ihn wichtige

Funktionen und besetzte diese mit den jeweiligen Qualitäten. Er bemühte sich in den folgenden Jahren ein gutes Inselreich zu errichten, was auch einen Umgang mit den Nachbarinseln und deren Anschauungen unterhielt.

Es war ihm ein wichtiges Anliegen, dass niemand in seinem Reich, das Recht auf Freude, Liebe und Leichtigkeit vermissen mußte, dass Angst nicht regierte und jeder sich seinem Wesen nach entwickeln konnte und so einerseits produktiv war, aber auch genug Zeit für Muse und Schönheit blieb. Es wurde ein schönes Land, was der Schöpfung und Vielfalt diente und jeden Besucher verzauberte....

Hier nun kann das Märchen weitergesponnen werden, die Insel hat Raum, zur eigenen Insel umgestaltet zu werden, die sich entwickelten Dörfer und Minister können sich mit dem eigenen Sein abstimmen und Gestalt annehmen. Wie sehen die umliegenden Inseln aus? Was gibt es für Spannungen?

In den folgenden Kapiteln wollen wir ein wenig mehr in die Tiefe der einzelnen Funktionskreise eintauchen und dabei auch versuchen wahrzunehmen, wie es ganz individuell im eigenen Sein damit aussieht.

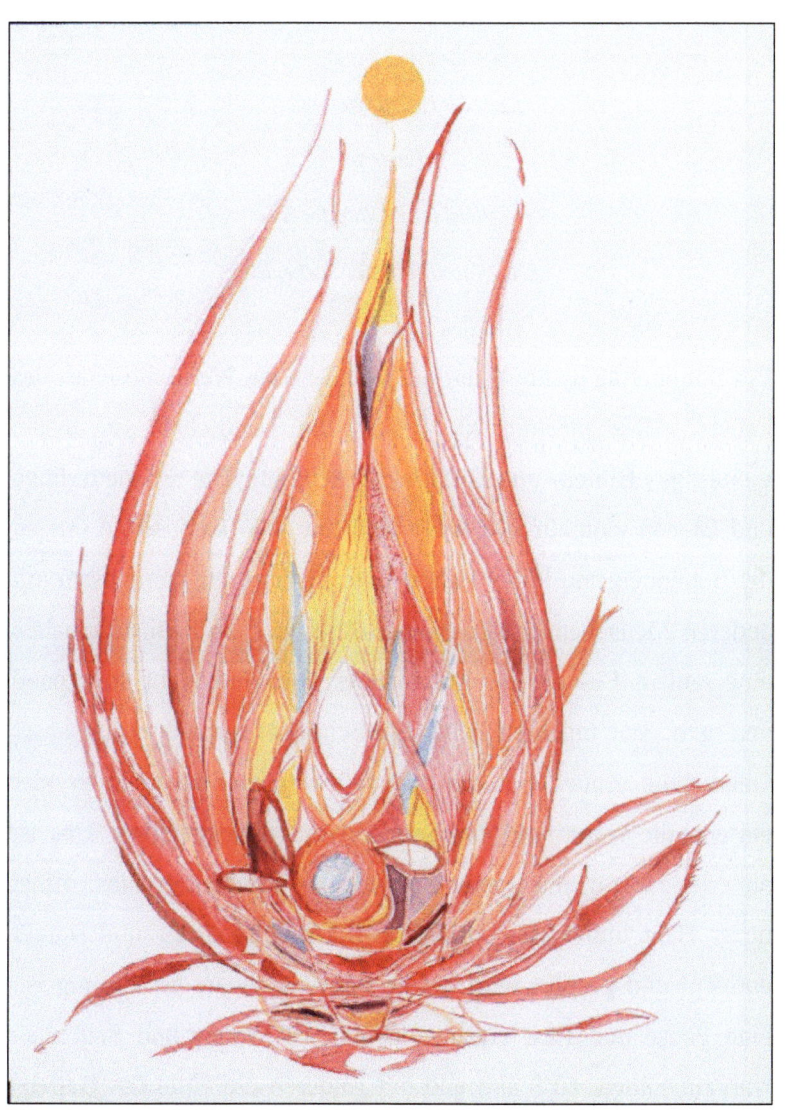

1. Kapitel

Feuer 1

Herz und Dünndarm

Der Kaiser und der Alchemist

Ein Sommertag symbolisiert auf wundervolle Weise die Kraft des Feuers. Alles pulsiert vor Leben, die Landschaft ist in ein vielfältiges Blüten- und Duftkleid geschlüpft. Die Schmetterlinge und Bienen taumeln von Blüte zu Blüte. Wir berauschen uns an der Schönheit und Fülle. Haben Lust auszugehen, gemeinsam mit anderen Menschen zu tanzen, zu lachen und zu Sein. Wir haben eine andere Energie im Miteinander und sind nicht so schnell verärgert. Wir möchten lieber die Schönheit genießen und unser Geist steigt schneller in die Luft. Wir beginnen zu träumen oder einfach die Natur und das Sein um uns zu betrachten. Uns ist äußerlich warm, die Sonne erwärmt und dynamisiert uns, öffnet unser Herz und es ist die Zeit, wo Liebe schneller und stärker entfacht und gespürt wird. Es ist die Zeit, in der es stimmig ist, eine Pause und Rast einzulegen und die Wonne und Schönheit wahrzunehmen, zu feiern und mit Anderen die Fülle des Gartens zu teilen.

Es ist ein Raum, wo wir die Fokussierung des normalen Alltags eintauschen sollten gegen einen Weitblick, ein geistiges Treibenlassen, ein dadurch entstehendes tieferes Eintauchen in die Breite unseres Seins. Wenn wir am Strand in der Sonne liegen oder auf einer Wiese den Zug der Wolken betrachten, passiert es ganz automatisch, das Gedanken hochkommen, für die wir lange Zeit keinen Raum hatten, sie können sich hier neu präsentieren und es gibt die Möglichkeit einen ganz anderen Blickwinkel dazu wahrzunehmen.

Oder wir haben plötzlich eine Vision, eine Idee, was wir uns wünschen, was wir einladen wollen. Das Feuer entfacht uns, öffnet uns für andere Menschen, für das Leben und läßt uns die Liebe spüren, die tiefe Berührtheit und Verbindung. Liebe ist ein warmes und tiefes Erblicken von Schönheit und Präsenz, von Verbundenheit und Sein. Wir können in Resonanz mit etwas gehen, auf einer bestimmten Frequenz gleich schwingen, uns genährt und zugehörig fühlen. Liebe ist wie eine Flamme auf meiner Hand, die ich einem Anderen reiche. Sie ist nicht beschränkt auf die Familie, auf die Nächsten. Sie darf wachsen und sich vertrauensvoll ausdehnen. Wir können Liebe empfinden beim Pflücken eines Blumenstraußes, beim Gang durch eine Wiese oder beim Besteigen eines Berges, beim gemeinsamen Singen, beim Meditieren, beim Alleinsein, bei einem tiefen oder berührenden Gespräch. Bei allen Dingen. Es ist wie eine Blume in uns, die sich öffnet für die Schönheit.

Wenn wir erregt sind, spüren wir unser Feuer am Stärksten und Intensivsten. Das kann uns verleiten, diesen Zustand immer haben zu wollen. Doch es ist ein sehr helles Brennen unserer Flamme, die viel Holz und Energie braucht. Ein zu großes Feuer muß gut behütet werden und ist sehr heiß und intensiv. Lassen wir es zu lange und zu intensiv brennen, verbrauchen wir unser Holz und unsere Wasserreserven. Außerdem sind wir in einer Übererregtheit nicht wirklich lange klar präsent und verbunden. Die Präsenz verbraucht sich von Innen her und wir sind ab einem gewissen Punkt nicht mehr klar. Herzrasen, Angst, Panik, Schlafstörungen, Potenzprobleme können sich einstellen. Andere können uns als zu aufdringlich, zu nervös, zu laut, zu grenzüberschreitend empfinden.

Drogen wie Kokain stellen künstlich diese Euphorie her und lassen am Ende eine trockene, welke, leere Hülle übrig.

Ihr Element ist das Feuer. Ihr Sitz ist in der Mitte unseres Körpers, wenn wir die Arme ausstrecken und eine gedachte waagerechte Linie ziehen, uns aufrecht hinstellen und eine vertikale Linie ziehen, verorten wir an dem Kreuzungspunkt unser Herz. Sie stellt unsere Verbindung da, von Oben (Himmel) und Unten (Erde), von Geist und Körper. Sie ist der Sitz unserer Seele. Von hier können wir uns mit dem Herzen anderer Menschen verbinden, aber auch innerlich auf die Suche gehen nach dem Herz der Erde oder des Himmels. Yin und Yang sollten hier gespürt und verstanden werden. Intuition und Verstand in Balance und gegenseitiger Achtung sein. Rückzug und Innere Einkehr sollten in einem guten und bewußten Verhältnis, zu einem lebendigen nach Außen gehen und Kontakt aufnehmen, stehen. Hier in unserem Herzen sollten wir eine Idee von uns Selbst empfinden, unsere Sehnsüchte und inneren Bilder nicht bewerten und an der äußeren Realität messen, sondern sie staunend betrachten und als Richtungsweiser unserer eigenen Landkarte liebevoll prüfen und benennen. Wonach sehnen wir uns? Was wollen wir erfahren? Was bringen wir mit an

Potential? Wo sind unsere Ängste, was denken wir nicht zu können und uns doch so sehr zu wünschen?

Wir haben eine innere Natur, wie die beschriebene Insel und eine uns umgebende Welt. Es ist wesentlich für den eigenen Weg, nachzufühlen, was die ganz eigenen Werte und Prinzipien sind und was das Außen von einem fordert oder an Werten definiert hat. Diese Reflektion erlaubt einem nicht nur auf das Außen zu reagieren und sich treiben und führen zu lassen, sondern sich in das Außen einfügen zu können und das Innere mehr und mehr in das Außen einzubringen.

Dies ist die Aufgabe des Kaisers und dazu braucht er Weitsicht, Raum und Ruhe, aber auch Begegnung. Die Blüte im Herzen oder das dort brennende Feuer, sollte in einer guten Stärke genährt werden, die es uns licht und warm macht und noch Raum läßt, das das Leuchten durch die Türen und Fenster nach Außen dringt.

Häufig jedoch hat unser Herz-Kaiser nicht diese innere Ruhe oder Weite. Begebenheiten und Erfahrungen im Leben haben uns gelehrt, das es bedrohlich ist, wenn wir unser Herz so weit aufmachen. Wir sind dann den Emotionen, Energien und Übergriffen von Außen scheinbar schutzlos ausgeliefert. Es kann dann passieren, das wir um unser Herz Schutzmauern errichten und genau abwägen, wann es einen geschützten Raum gibt. Je nach Erlebnis haben wir einen Glaubenssatz damit verknüpft, der uns hilft in ähnlichen Situationen schnell zu reagieren, ohne erst lange überlegen zu müssen, was jetzt am Besten wäre. Diese Glaubenssätze können unsere Sicht auf das Leben bestimmend prägen. Wenn eine negative Erfahrung sehr intensiv und bedrohlich war oder sich wiederholt hat, kann die Intensität und Dominanz dieser Muster stark unseren Alltag gestalten. Wir können dann in eine Realität gehen, in der unser Überlebensinstinkt die Hauptrolle übernimmt und mit drei Grundmechanismen reagiert: Angriff, Flucht oder Erstarrung.

Wir beißen lieber die Menschen weg oder sind dominant, damit wir nicht am Ende die Unterlegenen sind. Oder wir ziehen uns mehr und mehr zurück und wagen nicht unsere Meinung einzubringen oder unser wahres Potential zu zeigen, aus Angst vor abwertenden Reaktionen. Oder wir gehen in die Erstarrung, das heißt wir Leben unser Leben eventuell ohne innere Gefühlsregung. Wir kämpfen nicht mehr, wir zeigen uns nicht mehr, wir haben keine Träume mehr. Unsere Hoffnung ist erloschen. Wir haben aufgegeben und uns darin eingerichtet. Liebe und so wird zum romantischen Kitsch und in der Welt da draußen wird jeder sich selbst der Nächste. Es gilt nur Darwins Aussage, das jede evolutionäre Entwicklung nur dem eigenen Überleben dient, der Fittere gewinnt und alle Schönheit nur zufälliges Nebenprodukt ist.

Diese Sicht und Art durch das Leben zu gehen, läßt das Gewebe und die Gefässe eine Grundspannung einnehmen. Es ist nicht die Beschaffenheit von lebender Struktur, die sich sicher entfalten kann. Es bleibt immer eine Habachtsstellung, eine Grundstimmung von Gefahr und Alarmbereitschaft oder zumindest das Fehlen von wirklicher ergriffener Berührung durch Schönheit. Einsamkeit, Rückzug und Isolationsgefühl bestimmt die Realität mehr als schwelgen in Freude am Sein, Verbundenheits- und Glücksgefühl. Wir dehnen uns nicht aus. Wir engen uns eher ein. Über längere Zeit macht das Spannung. Gespannte Gefässe führen zu Bluthochdruck und Durchblutungs-störungen, zu Übersäuerung, gereizten Nerven, Pessimismus, depressiven Episoden.

Doch wir haben es immer in der Hand, wie wir mit dem Schicksal umgehen, was wir daraus machen. Wenn wir negative Erfahrungen gemacht haben, die die Grundstimmung unseres Herz-Kaisers prägen, ist es sinnvoll, diese sich anzuschauen, bewußt zu betrachten und zu überprüfen.

Ist es wirklich so, wie ich es glaube? Verliere ich immer, werde ich immer abgelehnt oder gibt es nicht auch die Momente, wo ich liebevolle Unterstützung bekomme, wo mir etwas geschenkt wird, ich meine Arbeit richtig gut gemacht habe und gelobt werde. Häufig gibt es diese Realität, aber wir tun sie eher ab, als sie zu betonen. Doch ein negativer Glaubenssatz blockiert uns und unser Leben und sollte wieder aufgelöst werden, wenn er nicht mehr aktuell ist. Das ist die Aufgabe vom Herzen, uns auszurichten, den inneren Pfad immer wieder zu korrigieren, bis wir auf der Spur sind und dann Stück für Stück den Berg zu erklimmen, eine wundervolle Aussicht genießen dürfen und Freiheit und Glück spüren.

Muster zu durchbrechen ist nicht einfach und passiert langsam durch bewußte Neuausrichtung, Geduld und Beharrlichkeit. Doch es lohnt sich und gibt neue Kraft und vor allem ein Gefühl der Angebundenheit.

Verlauf des Meridians:

Der Hauptast des Herzmeridians entspringt am inneren Schultergelenk, am Übergang zwischen Brust und Arm. Er verläuft auf der inneren Innenseite des Armes nach unten und endet am Ende der Innenseite des kleinen Ringfingers. Die Arme können wir nutzen um uns selbst und andere zu umarmen, wir können sie jubelnd oder betend nach oben strecken oder Finger an Finger vor unserem Herzen verbinden. Die Meridiane sind wie große Flüsse, die durch unseren Körper fliessen und so ist der Herzmeridian mit dem Nierenmeridian verbunden, der am Fuß beginnt und am Schlüsselbein endet. Sie bilden das Shao Yin.

Affirmation zum Herzen

Begib Dich in Meditationshaltung oder setze Dich so auf einen Stuhl, das Deine Beine hüftbreit geöffnet sind und Deine Wirbelsäule aufrecht nach oben gestreckt ist. Deine Haltung sollte gerade, aber nicht steif sondern entspannt sein. Schließe die Augen. Spüre wie die Luft in Deinen Körper strömt. Wie Dein Bauch sich langsam hebt und mit frischer Luft füllt und diese dann langsam wieder herausgleiten läßt. Komme zur Ruhe und in eine innerliche Konzentration und Wahrnehmung.

Nun stelle Dir vor, Du wärst auf dem Weg zu einem Besuch Deines inneren Kaisers. Du schreitest einen Weg entlang und betrachtest neben Dir die Landschaft. Wie sieht sie aus? Gibt es weite Wiesen, Bäche, Berge, Äcker mit Menschen, Steine, Sand, ist es eher tropisch warm oder kühl? Lasse dieses innere Bild entstehen, ohne Dich von äußeren Realitäten irritieren zu lassen. Es kann auch auf einem anderen Planeten sein. Folge dem Weg, der sich vor Dir ausstreckt. In der Ferne siehst Du nun einen Turm oder eine Burg oder ein anderes Gebäude, das die innere Residenz Deines Kaisers darstellt. Vielleicht kennst Du die Kindliche Kaiserin aus der Unendlichen Geschichte von Michael Ende. Wie in dieser Geschichte erschafft auch Deine Phantasie Dein eigenes

Kaiserreich und spiegelt darin Dein ganz individuelles Sein. Schreite langsam darauf zu, bis Du an den Toren angelangt bist. Andere Wesen begegnen Dir. Wie ist deren Stimmung? Wie sieht es innerhalb des Gebäudekomplexes aus? Du blickst nun zu den Räumen Deiner Kaiserin, ohne jedoch bereits da zu sein. Stelle sie Dir etwas erhöht liegend vor, so daß sie eine weite Wahrnehmung ermöglichen. Doch auch hier ist es Deiner eigenen Vorstellung frei, zu schauen, wie Dein spontanes inneres Bild ist. Vielleicht hat sie ihre Residenz ja auch mittlerweile in einem Keller oder Schutzbunker. Versuche ein freies Bild in Dir zu erhalten, ohne den Verstand zu bemühen und zu prüfen, wie es Deiner Kaiserin tatsächlich gerade gehen könnte. Sollte Dein Verstand sagen, das ihre Residenz derzeit im Keller ist, dann versuche Kontakt aufzunehmen, wie Dein Herzenswunsch dazu aussieht, wie Deine Herzenslandschaft aussieht und gib Dir selbst den Raum eines wundervoll lichten Palastes.

Nun beginnst Du auf eben diese Räume zuzugehen, gibt es Treppen, Türme, Gänge? Wie sind diese gestaltet? Gib Dir Raum. Du siehst eine Tür, gehst darauf zu und öffnest sie. Vor Dir liegt ein Raum, der Deine inneren Bedürfnisse spiegelt. Was findest Du hier? Blumen, Bücher, Schmuck, flauschige Kissen, Bastelarbeiten, einen Globus, große Fenster? Wie ist er gestaltet? Sieh Dich um? Schau aus dem Fenster? Spüre die Energie? Fühlst

Du Dich geborgen? Bringt er etwas in Dir zum Klingen? Lass Dir Zeit hier. Auch mit Deinen inneren Bildern? Wenn Du nichts siehst, dann spüre wie es sich anfühlen könnte, welche Farben und Formen Du bräuchtest, um Dich zu Hause zu fühlen.

Nun dreh Dich um. In der Tür steht Dein Seelen-Ich in seiner reinen Form. Dein eigenes Ich, auf das Du Dich in Deinem Leben zu bewegen darfst.

Du gehst nun auf Dein Ich zu. Vielleicht möchtet ihr Euch umarmen oder die Hand reichen oder etwas anderes. Es hat schon lange darauf gewartet, das Du es besuchst, bewußt auf die Suche gehst nach Deiner inneren Art, Deinem inneren Ruf. Du versprichst ihm, wieder zu kommen.

Wenn Du bereit bist, verlasse diesen inneren Ort und öffne Deine Augen.

Nimm Dir etwas zu Schreiben und notiere Deine inneren Bilder und die darin aufgetauchten Elemente. Dein Verstand bewertet gerne nachträglich das Erlebte und so kannst Du diese spontanen Eindrücke bewahren.

Beobachte bei einem nächsten Besuch Deinen manipulierenden Verstand.

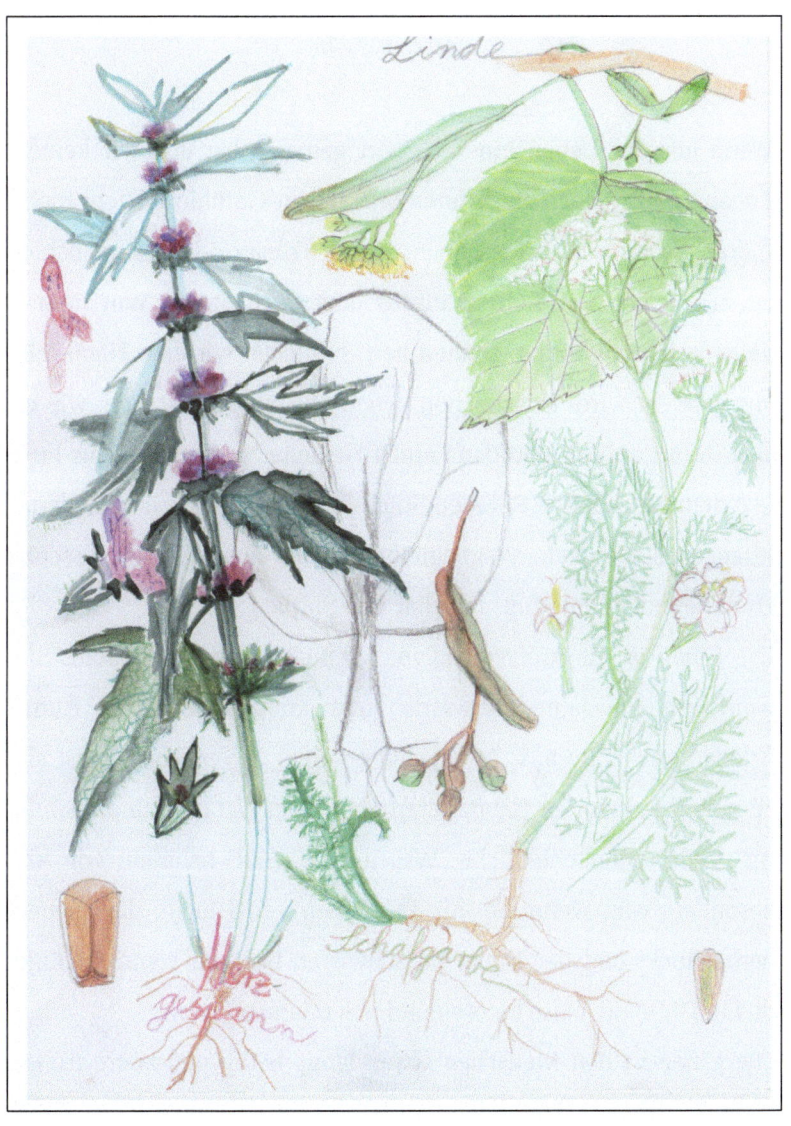

Linde

Herz-
gespann

Schafgarbe

37

Wenn uns das Leben innerlich hart gemacht hat und wir keinen Zugang mehr haben zu unseren wirklichen Gefühlen. Nicht mehr spüren, wenn wir Angst haben. Keine Tränen oder Raum haben um die Trauer wirklich zu fühlen oder auch unsere Wut immer tiefer in uns verborgen schlummert, brauchen wir eine Hand, die uns gereicht wird. Es ist schön, wenn wir uns eingestehen, wie es sich in uns anfühlt und dann einen Begleiter suchen, der uns hilft in einem geschützten Rahmen Stück für Stück etwas zu verändern.

Pflanzen sind ideale Wegbegleiter, ob als Tee, Tinktur, Essenz, Hydrolat oder Ölauszug. Jede hat ihre Stärken.

Die Linde ist ein kraftvoller, vor Vitalität strotzender Baum. Sie kann hunderte Jahre alt werden und strahlt eine innere Ruhe, Frieden und Fülle aus. In einer langsamen Zuversicht wächst sie zu einem lichtvollen Baum heran und bietet Nahrung und Heimat für viele unterschiedliche Wesen. Im Juni nehmen wir sie besonders war, wenn sie mit Tausenden von Blüten, die Bienen herbei lockt und der Baum zu schwirren beginnt, wenn wohlige dichte Düfte die Nase betören und uns träumen lassen.

Die Linde ist den Menschen schon lange heilig und zierte früher viele Dorfmitten. Unter ihr wurde getanzt und gelacht. In ihren

Stamm der Name der Liebsten geritzt, auf einer Bank tiefe Gespräche geführt und teilweise auch Gericht gehalten. Die Urteile unter einer Linde fallen anders aus als unter einer Eiche. Es gelten nicht nur die klaren Fakten, sondern auch die persönliche Geschichte. Unter der Linde fühlen wir uns gehört, aber nicht bewertet. Wir können uns vertrauensvoll öffnen. Früher gab es viele alte Linden, die eine besondere Kraft ausgestrahlt haben und an deren Stamm wir uns gut anlehnen und die Landschaft betrachten konnten. Auch wenn es nicht mehr so einfach ist eine solche alte Dame zu finden, gibt es doch fast überall Linden. Es ist eine wundervolle Erfahrung, wenn wir uns eine Linde in unserer Nähe suchen und diese von Zeit zu Zeit besuchen. Uns an ihren Stamm lehnen. Die haltende Kraft im Rücken spüren. Ihr innerlich unsere Nöte erzählen. Es ist an der Zeit, das wir dies nicht mehr als Blödsinn abtun, sondern es als etwas Selbstverständliches wieder beleben. Wir haben dies jahrtausendelang getan und es gehört zu einer Grunderfahrung von Heimat und Verbundenheit. Wir sind mehr als logische Maschinen und es ist eine innere Bereicherung wieder vermehrt solche komische Sachen zu machen.

Die Linde gehört zu den Bäumen, die wir in Notzeiten gut als Gemüse verwenden können. Die meisten Blätter bilden reichlich Gerbstoffe aus und sind für uns nicht wirklich lange genießbar.

Die Lindenblätter jedoch sind reich an Schleim (also Zucker) und können jung gut in den Salat oder älter auch etwas länger gekocht als Spinatersatz verwendet werden. Dadurch das sie von unten junge Triebe austreibt, können auch im Spätsommer häufig noch junge Blätter gefunden werden.

Die Blüten öffnen unser Herz, unsere Sinne, sie entfachen unser Feuer und bringen Leichtigkeit und Frohsinn. Nach einem langen anstrengenden Tag kann eine Tasse Lindenblütentee uns das schwere Herz und Gemüt erleichtern. Sie kann uns willkommen daheim heißen und wir fühlen uns in ihrer Gesellschaft wohl und geborgen. Wir brauchen den Tee jedoch nicht zu stark machen und sollten auch nicht soviel trinken, das wir ganz angeregt und entfacht nicht mehr schlafen können.

Wer ein zu stark brennendes Herzfeuer hat, sollte auch lieber nicht zu reichlich davon trinken.

Doch für all jene, die eine innere Verletzung spüren, wie eine schwärende und schlecht heilende Wunde oder Mauern um ihr Herz errichtet haben, ist sie eine Einladung. Sie kann uns helfen, uns langsam wieder zu öffnen und eine andere Realität wieder ins Leben einzulassen. Weich, licht und herzlich.

Eine schöne Form der Anwendung sind auch Essenzen oder Urtinkturen. Die Seele der Pflanze wird in einem alkoholischen Träger bewahrt und kann uns über den Tag still und sanft begleiten. Wir können je nach Hersteller 3 x 5- 15 Tropfen in etwas Wasser einnehmen oder 30 Tropfen in einer 0,5 l Wasserflasche über den Tag schluckweise trinken. Die Linde wird dann zum stärkenden und sanften Begleiter, der uns erlaubt Stück für Stück mehr Weichheit und Öffnung auszuprobieren. Wir können uns ein Vorbild an ihr nehmen und durch sie gestärkt eine andere Realität wahrnehmen. Es ist unser Blickwinkel, der unseren Blick auf die Welt prägt.

(Sommer-/Winter-) Linde – Tilia grandifolia /cordata

Pflanzenteile: Blüten, Blätter, junge Ästchen
Wirkung: beruhigend bis anregend , blutreinigend,
                 schweißtreibend, harntreibend

Nutzungsmöglichkeiten:
Fieber: eine alte Tradition ist hier ein Tee mit Hollerblüten , es
öffnet die Hautporen, kühlt über den Schweiß – akut: 3x 1
EL/Ts,10min.

Inneres Licht: sie macht uns weit und bringt alles ins Fließen, sie
regt die Durchblutung an, wird bei Angstzuständen,
Kopfschmerzen, Verstopfung, Blasenentzündung, Rheuma
& Hexenschuß genutzt – innerlich als Tee oder Tinktur,
äußerlich als Öl

Herz/Gefässe: in Abrundung mit anderen Kräutern kann sie
hilfreich sein bei Bluthochdruck, Herzenge oder -rasen,
bei Arteriosklerose

liebevolle Mutter: bei innerlichen Selbstzweifel, tiefer Einsamkeit
und Getrenntseins, kann sie uns helfen Vertrauen, Mut &
eine gefühlte Umhüllung schenken – sie verkörpert das
annehmende, nicht bewertende Prinzip

Tee-/Tinktur-Mischung für ein gestärktes und weiches Herz

5 g/20 ml   Lavendelblüten   50 g/20 ml Primelblüten/wurzel
50 g/20 ml Odermenning   100g/20 ml Weißdornblüten-/blätter
30-50g/20 ml Lindenblüten (+blätter)
3 x tgl. 1 flacher/EL 200 ml kochendes Wasser, zugedeckt, 15 min.

Herzgespann

Die Besänftigende

Herzgespann ist ein Lippenblütler, so wie auch Rosmarin, Thymian, Lavendel und Co. Viele von Ihnen haben einen starken Einfluß auf uns und unser Befinden.

Das Herzgespann hilft uns, wenn wir nicht mehr zur Ruhe kommen. Wir uns selbst verloren haben und versuchen intensiv am Leben zu bleiben, in dem wir uns am Außen orientieren. Nach Bestätigung und Aufmerksamkeit, Halt oder Anerkennung suchen. Unsere Stimmung kann schwanken zwischen Himmelhochjauchzend und zu Tote betrübt. Unser Herz kann rasen, unser Schlaf eine Quälerei sein und vielleicht erwischen wir uns immer mal wieder, das wir einfach Reden ohne wirklich auf das Gegenüber zu achten oder im tatsächlichen Austausch zu sein. Oder wir haben das Gefühl, das wir nicht mehr Schritthalten können mit den Anforderungen die das Leben stellt.

Es ist eine fast unscheinbare Pflanze, die zwar bis zu einem Meter hoch werden kann, aber mit ihren zarten, rosa Blüten kaum auffällt. Doch diese sind wunderschön und wie eine flauschige Eingangspforte. Die Blüten sind geschützt von einem stacheligen Ring. Das sensible, weiche Innere wird behütet und ist dennoch offen für die Besuche von Hummeln, Bienen und Schmetterlingen.

Ihr Blattwerk ist rhythmisch angeordnet, ihre Blätter wie ein dreifingerige Hand, der Stengel zeigt Struktur und alles ist um ein klares Zentrum herum aufgebaut und strebt gerade nach oben, zum Himmel hin.

Hier in dieser Gestalt finden wir eine klare Zentrierung und Struktur, eine Fokussierung auf die Essenz, das Wesentliche. Wir finden aber auch eine Weichheit und Zartheit, die nicht groß zur Schau gestellt wird und dennoch offen und empfänglich ist.

Das Herzgespann verkörpert eine wichtige Pflanze unserer Zeit. Durch all die vielen Informationen sind wir permanent gefordert uns zu definieren, anzupassen, mit dem Außen umzugehen, uns zu erweitern. Hier finden wir sowohl eine klare Aufrichtung, als auch einen kraftvollen Stengel, eine gute rhythmische Anpassung, als auch ein sanftes, weiches und durchaus offenes Herz, in Verkörperung der Blüte. Die Pflanze hilft durch ihre Inhaltsstoffe unsere Nerven zu beruhigen. Wir werden entspannt und fahren runter. Geben uns hin. Kommen leichter in die Balance. Ins Gleichgewicht.

Herzgespann
Leonurus cardiaca

Pflanzenteile: blühendes Kraut (vorsicht pieksig)
Sammelzeit: Juni bis September
Wirkung: beruhigend, blutdrucksenkend, zusammenziehend,
                 entkrampfend, angstlösend, schlaffördernd

Nutzungsmöglichkeiten:

Herz: wie der Name sagt, entspannt oder umspannt er
                 unser Herz, lateinisch heißt sie: Löwenschwanz
                 des Herzens – Signatur und Wirkung fliessen in
                 den Namen ein; starke Wirkung zu beruhigen, zu
                 sedieren, für innerliches Getriebensein und Angst

Schilddrüse: wirkt auf dieses Steuerungszentrum beruhigend
                 also Vorsicht bei starker Nutzung; Tee/Tinktur
                 erst sanft in der Dosierung

Schlaf: die (Ur-)Tinktur ist eine geschätzte Einschlaf-
                 o. Durchschlafhilfe; z.B. 18/21 Uhr je 10 – 20 Tr.

Nervosität/   auch hier ist die (Ur-)tinktur ein bewährtes Mittel
Angst   um bei außergewöhnlichen Anlässen oder
                 innerlicher Überdrehtheit wieder zu einer
                 kraftvollen, klaren, ruhigen Mitte zu kommen,
                 akut: 1-3x je 10 bis 20 Tropfen

Depression: dämpft den Antrieb – nicht hier verwenden!!!!

Schlaf- und Nerven-Tee (vorsicht bitter) – sanft dosieren
30 g Herzgespann   100 g Melisse   30 g Hopfen
50 g Passionsblume

In der chinesische Medizin ist er die rechte Hand des Herzens. Er sorgt dafür das alle Umwandlungsprozesse geordnet und sorgfältig stattfinden und das Herz nur das wirklich Reine präsentiert wird.

Was bedeutet das? Auch in der westlichen Sicht ist der Dünndarm bedeutend und gewinnt immer mehr an positiver Aufmerksamkeit. Hier wird das leicht Vorverdaute aus dem Magen aufgenommen und mit Hilfe von Gallenblasen- und Pancreassaft genauer überprüft, zerkleinert, neutralisiert, vorsortiert. Es muss obacht gegeben werden, das die Grenzen so dicht sind, dass nichts ohne Kontrolle in den Körper gelangen kann und andererseits die Schleimhäute dennoch flexibel genug sind, das sie gut aufnehmen, reinlassen und verweigern können. Die Pforten sich öffnen und schließen, je nach Bedürfnis. Dafür brauchen wir zum Beispiel Buttersäure, die im Dickdarm von den ballaststoffhungrigen Darmbakterien gebildet wird und für unsere Gesundheit von enormer Bedeutung ist.

Dies ist ein sensibler Prozess und er beinhaltet nicht nur Speisen und Getränke und deren pure materielle Zusammensetzung, sondern es werden hier auch Eindrücke, Informationen, Gefühle und gemachte Erfahrungen analysiert und verdaut. In unserem heutigen Informationszeitalter sind schon die Speisen nicht mehr nur aus übersichtlichen einfachen Zutaten aufzuspalten. Bereits hier gibt es Ingredienzien, die gänzlich neu sind und nicht so einfach bewertet werden können. Das unrhythmische, unkonventionelle Essen kann einen geschwächten Dünndarm-Beamten stark fordern. Medikamente oder ähnlich Intensives kann die helfenden Darmbakterien neu mischen und eher süßhungernde Hefepilze stärken. Diese nähren jedoch nicht die Dünndarmschleimhaut, so daß diese unter Umständen durchlässig wird. Ungewünschte Sachen können eindringen, so dass unser hier sehr stark vertretenes Immun- und Nervensystem unter Druck gerät und wir in unserem Inneren nicht mehr sicher sind.

Hier im Dünndarm, wo wir intensiv dem Außen begegnen, wo Nerven- und Immunsystem sehr stark konzentriert vertreten sind, befindet sich quasi unser zweites Gehirn, unser Bauchhirn. Hier wird auf eine unterbewusste Art erkannt, aussortiert, bewertet, beurteilt, als gefährlich eingestuft oder als uns zu nahe gehend. Hier fühlen wir intensiv, was alles an vielfältigen Informationen an uns herantritt und unsere Aufmerksamkeit braucht.

Das ist viel und komplex und so haben wir hier eine überaus wichtige Zentrale, die entscheidet, wie gestresst oder gespannt wir durchs Leben gehen. Ist der Dünndarm-Beamte zu sehr eingespannt, können wir nicht „klar sehen". Es fällt uns schwer uns zu konzentrieren, zu fokussieren, klar auszudrücken, was wir uns wünschen oder gerade benötigen. Wir sind irritiert, überfordert und können nicht die Informationen für uns heraus greifen, die wesentlich sind um sicher unseren Weg zu gehen. Das Herz bekommt dann nicht mehr klare, wertvolle Details sondern eine Mischung an unterschiedlichsten Färbungen. Hier im Dünndarm sollten bereits Umgangsformen mit den vielfältigen Aspekten des Lebens gefunden werden.

Um diese wichtige Ebene zu entlasten, sollten wir genau prüfen, wie viel wir wirklich verdauen können. Es ist schön, wenn wir wissen, was unserem Körper und unserer Seele gut tut und wir diese Nahrung immer wieder und bevorzugt anbieten. Es ist wichtig, zu wissen welche Eindrücke uns nicht so gut bekommen und uns überfordern. Diese sollten wir vermeiden oder minimieren. Spüren wir, dass wir voll sind mit Unverdautem, ist es hilfreich, eine Reinigungszeit oder Fastenzeit einzulegen. Auch der Sommer lädt dazu ein, weniger Termine zu machen, Freiräume zu schaffen um auszusortieren, aufzuräumen und sich zu erleichtern.

Der Dünndarm gehört in der heutigen Zeit mit zu den Beamten, die am meisten zu leiden und zu bewältigen haben und wenn hier die Arbeit nicht geleistet werden kann, wird sie auf die nächste Instanz abgewälzt, die damit ebenfalls an ihre Grenzen kommt und ihre eigentliche Arbeit nicht mehr leisten kann. Ein rundlaufendes System fängt an ins Rudern zu kommen und am Ende bricht an einer ganz anderen Stelle das Fuhrwerk zusammen und wir erkennen nicht das eigentliche Leck.

Doch ein Alchemist trennt nicht nur Trübes vom Reinen. Er ist auch inspiriert. Mit dem Himmel und den Ideen verbunden. Er ist dem Feuer zugeordnet, weil er sein Höchstes und Bestes geben möchte, um dem Herzen, der Liebe und Schöpfung zu dienen. Seine reine Zuarbeit ermöglicht es dem Herzen ohne Eigennutz und Vorurteil zu steuern und zu lieben. Die Liebe um ihrer selbst willen zu suchen und zu pflegen und nicht aus kalkulierenden, berechnenden Überlegungen, seine innere Suche nach Liebe und Verbundenheit aufzugeben, zu verzerren oder zu verkaufen. Ein erkrankter Dünndarm führt zu einem verschmutzten Inneren, was eher negative Gefühle und Realitäten in uns und unserer Umwelt wachsen läßt. Unser innerer Alchemist sollte unsere Aufmerksamkeit bekommen.

Probleme des Dünndarms können u.a. Unruhe, Kopfschmerzen, Kieferentzündungen, Trübsinnigkeit, schmerzende oder taube Hände, Tinnitus und Neuralgien umfassen.

<u>Verlauf des Meridians</u>

Die Dünndarm-Leitbahn beginnt gegenüber des Endpunktes vom Herzmeridian, am Nagelpfalz außen des kleinen Fingers. Sie läuft über die Handkante, das Handgelenk, den äußeren Unterarm zur Rückseite des Ellenbogens und von da bis zum hinteren Schultergelenk, wo sie zickzarmförmig über das Schulterblatt bis zum ersten Brustwirbel geht und von dort quer über den Hals nach vorne, über das Gesicht bis zur Mitte des Kiefers und von da bis zur Mitte des Ohransatzes. Es gibt noch innere Abzweigungen und Verläufe, die auch zum inneren Augenwinkel führen.

Der Dünndarm geht hier in den Blasenmeridian über und beide zusammen bilden den Fluß Tai Yang.

<u>Affirmation zum Dünndarm</u>

Begib Dich in Meditationshaltung oder setze Dich so auf einen Stuhl, das Deine Beine hüftbreit geöffnet sind und Deine Wirbelsäule aufrecht nach oben gestreckt ist. Deine Haltung sollte gerade, aber nicht steif sondern entspannt sein. Schließe die Augen. Spüre wie die Luft in Deinen Körper strömt. Wie Dein Bauch sich langsam hebt und mit frischer Luft füllt und diese dann langsam wieder herausgleiten läßt. Komme zur Ruhe und in eine innerliche Konzentration und Wahrnehmung.

Stell Dir vor, Du befindest Dich in Deinem inneren Labor. Du siehst Deinen inneren Alchemisten. Wie sieht er aus?

Voller Tatendrang oder müde und erschöpft? Wie sieht das Labor aus? Ist es übersichtlich und blubbert in Ruhe vor sich hin oder ist es eher ein heilloses Durcheinander mit vielen unterschiedlichen (über)kochenden Reagenzgläsern?

Prüfe vor Deinem inneren Auge, wie die Informationen sind, die zu Deinem Alchemisten kommen. Sind sie zahlreich, stark variierend, chaotisch und überfordernd oder sind sie nährend, belebend, vitalisierend, öffnend, beglückend, rhythmisch?

Welcher Anteil der Umwandlungsprozesse ist ausgewogen und wo solltest Du Deinen inneren Alchemisten noch besser unterstützen? Prüfe Prozesse der Einverleibung wie zwischenmenschliche Informationen, Art der weltlichen Informationen, Arbeit, Befürchtungen, Ängste, Art der Nahrungsaufnahme und Zubereitung, aktivierte Glaubenssätze, aktivierte Muster.

Wie geht es Deiner Grenze? Kann Dein Alchemist seine Bedürfnisse nach Grundvoraussetzungen klar weitergeben? Welche Muster, Rituale oder alltäglichen Begebenheiten sind besonders erschöpfend für diesen Bereich?

Schicke diesem Bereich Deine Liebe und Aufmerksamkeit und stärke ihn dadurch bewusst immer wieder.

Im hohen Sommer blüht in einem leuchtenden Weiß die Schafgarbe. Mittlerweile ist ihr Stengel aufgerichtet wie eine Antenne, flexibel und dennoch standhaft im Wind. Strukturiert und aufgerichtet. Alles ist aufs Wesentliche konzentriert und Blätter und Stengel sind umhüllt von einem feinen Pelz. Ein Zeichen für Kieselsäure. Diese fördert Klarheit, Schönheit und Offenheit für schöpferisches Grundpotential.

Ganz oben ist eine scheinbare Dolde mit vielen kleinen Korbblüten. Wir können eine sehr zentrierte Verbindung von Himmel und Erde erkennen. Die Schafgarbe ist ein Kommunikator. Ihr mineralischer Gehalt und ihre ätherisch, dichten Blüten verbinden sich mit einem stark ausgeprägten Wurzelwerk, das über Knöllchenbakterien in regem Austausch steht mit dem Bodenleben und der Erde.

Die Anthroposophen schätzen sie für ihre Präparate und auch als blühendes Kraut in der Nähe ihres Ackers. Sie beseelt und befriedet den Boden. Die Chinesen nutzen ihre Stängel für das Auszählen ihres Orakels I Ging. Sie ist in vielen Kulturen hoch geschätzt und wird schon Jahrtausende von uns Menschen verwendet.

Ihre Blüten schimmern zwar für uns weiß, beim Destillieren entsteht jedoch ein wundervoll indigoblaues ätherisches Öl, was uns entkrampft, Schmerzen stillt, Entzündungen im Magen-Darmbereich beruhigt, die Galle und Leber entspannt, Kopfschmerzen befrieden kann. Sie hilft in vielfältiger Weise kann mit Bakterien und Pilzen umgehen und das Milieu im Dünndarm wieder positiv einschwingen. Sie kann Entzündungen kühlen und überreizte Strukturen nähren. Sie stärkt den inneren Alchemisten in uns. Einerseits bringt sie eine Handvoll praktischer materieller Schätze mit, die seine Arbeit erleichtern und unterstützen. Andererseits beruhigt sie ihn, baut ihn auf, motiviert ihn und hilft ihm das Wesentliche zu erkennen und sich darauf zu konzentrieren. Was zu viel ist, wird reduziert oder der großen Verwandlung anvertraut. Mit einer ordnenden Hand strukturiert sie durch, wozu wir uns nicht in der Lage sehen.

Sie kann uns helfen wieder Zielgerichtetheit zu entwickeln und das mit einer sanften, ruhigen Präsenz.

Wir können sie auf unterschiedliche Weisen nutzen. Der Tee kann längere Zeit getrunken werden und ist für mich ein wichtiges Kraut für die Hausapotheke. In dem wir unsere Mitte stärken, helfen wir bei Infekten des Bronchialraums, des Magen-Darm-Traktes oder auch der Blase. Ihre zarten Gerbstoffe unterstützen unsere überreizte Dünndarm- oder Magenschleimhaut und helfen ihr dabei sich zu beruhigen. Die ätherischen Öle stoppen bakteriell Unerwünschtes oder entkrampfen Gewebe und Muskulatur. Die Bitterstoffe regen unsere Verdauungssäfte an, ins Fließen zu kommen und als helfende, transformierende Kräfte in Aktion zu treten. Ihre Mineralien nähren uns und unser Yin, sorgen für Struktur und Reparatur von zerstörten Fasern und Zellen. Sie kann uns helfen, uns nicht aus zu leeren, zu verausgaben und zu viel von unserem Wertvollsten, z.B. Blut, herzugeben.

Wir können aber auch hier gut die Urtinktur nutzen, sie ist ein Auszug der frischen Pflanze und unterstützt uns. Einerseits auf der körperlichen Ebene, andererseits hilft sie uns, wenn wir die Energie einer starken, liebevoll vernetzenden Mutter oder präsenten weiblichen Kraft benötigen. Auf sanfte aber bestimmte Art prüft sie die vorhandenen Aufgabenbereiche und vermittelt die Souveränität, überfordernde Felder neu auszurichten. Wir gewinnen Vertrauen, in uns, unsere Fähigkeiten und Kompetenzen. Wir dürfen „Nein" sagen, ohne eine kalte Grenze zu ziehen. Wir achten auf uns und den Anderen, das Außen. Der Umgang und die Betrachtung unserer Umwelt kann klarer werden und so können wir immer mehr Licht ins Dunkle oder Trübe bringen.

Da, wo wir traumatische Muster und fehlende Selbstliebe spüren, hilft uns die Urtinktur oder eine spagyrische Essenz

„Millefolium", diese Erfahrung loszulassen und zu transformieren. Wir können uns an etwas Größeres anbinden. Zurückfinden zu einer Urverbundenheit. Beim Betrachten der Natur fällt auf, dass alles wechselwirkend ineinander greift. Es wird nicht bewertet und das Leben richtet sich Co-Existent aufeinander ein. Jeder hat sein Potential, was er mitbringt und sein ganz eigenes Lied was klingen darf. Die Schafgarbe kann uns lehren im Ausrichten an diesem größeren Ganzen unseren eigenen Platz zu finden und zu definieren und diesen vertrauensvoll aus zu gestalten.

Schafgarbe
Achillea millefolium

Familie: Korbblütler / Asteraceen
Pflanzenteile: Blüte, blühendes Kraut
Wirkung: beruhigend, blutstillend, stärkend, aufbauend
                entkrampfend, mindert Entzündungen, pilzwidrig
                antibakteriell, appetitanregend, reinigend

Nutzungsmöglichkeit:

Verdauung: Bitterstoffe und äth. Öle regen unsere Säfte an;
                stärken Magen, Darm, Leber, Gallenproduktion u.
                Bauchspeicheldrüsse; Stauungen,
                Schleimhautveränderungen werden normalisiert

Leberwickel: ein feucht-heißer Leberwickel mit Schafgarbentee
                (v.a. mittags) unterstützt eine überforderte Leber,
                entkrampft die Gallengänge und bringt gestaute u.
                evtl. eingedickte Säfte wieder leichter ins Fließen

ätherisches Öl: können bei einem Infekt unterstützen, Muskulatur
                entkrampfen und Schmerz stillen, uvm.

Struktur: strukturierenden Mineralien, zelloptimierende
                Gerb- und Bitterstoffen, für Knochen, Rücken,
                unsere Organe und innere Standhaftigkeit

Frauen/Blut: blutstillend, auch als Pulver zum stoppen von
                Blutungen, reguliert die Menstruation

Tee „Starker Alchemist"

50 g Schafgarbenkraut 50 g Grünes Haferstroh 50 g Odermennig

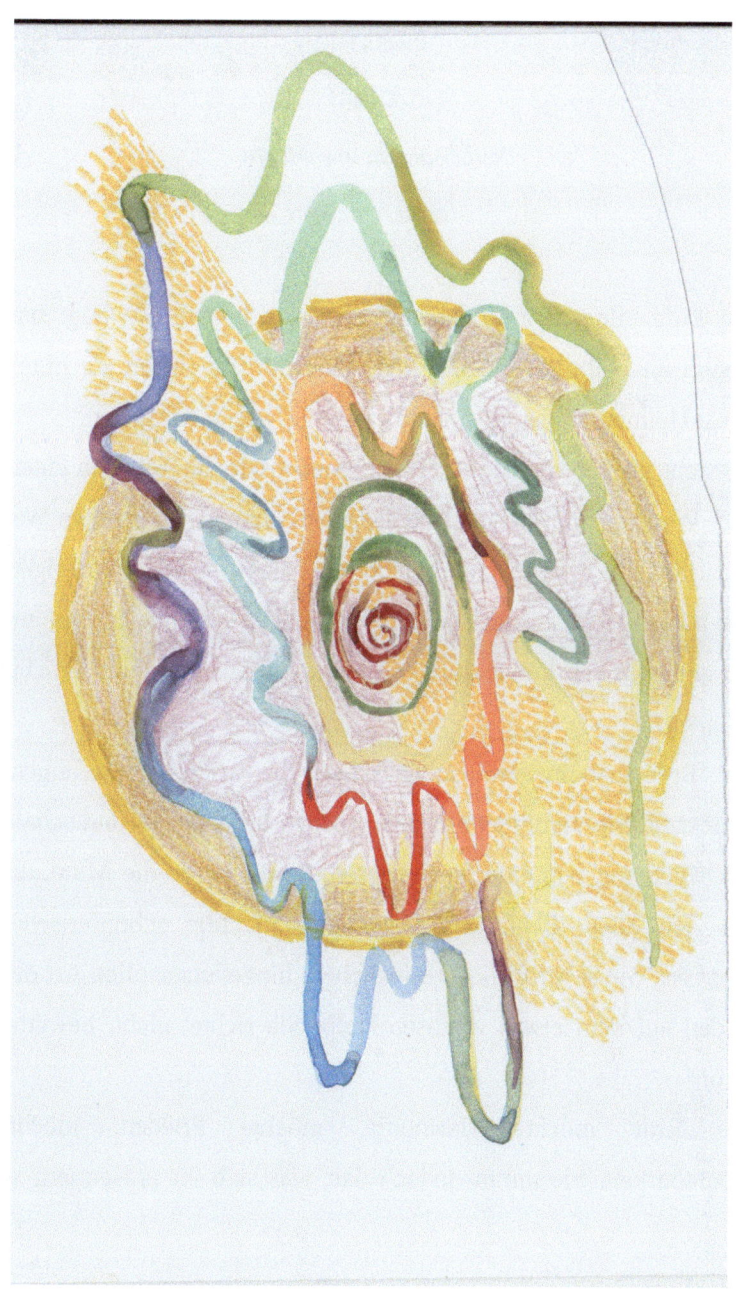

Kapitel 2

Erde

Milz/Pancreas und Magen

Heimat und Mitte

Die Erde bildet den Boden auf dem wir stehen. Sie trägt uns, ernährt uns, gibt uns einen festen Stand. Mit ihr finden wir in uns selbst Heimat und somit auch überall dort wohin wir gehen.

Sie steht im Zentrum. In der Mitte. Sie ist wie die Achse in einem Rad. Wenn sie gut genährt und stabil ist, können wir unseren Weg inspiriert und offen gehen. Wir können unseren Visionen folgen, uns mit anderen austauschen. Wir pflegen Harmonie in uns und mit anderen. Wir können und wollen kommunizieren und Früchte anbauen.

Die Erde hat in der Chinesischen Sichtweise keine eigene Jahreszeit. Sie verbindet alle Jahreszeiten miteinander und schafft den Übergang von einer zur anderen. Somit ist sie die Mitte, um die sich alles dreht. Die Grundlage für alle schöpferischen Prozesse. Sie schafft mit ihrer weichen, hingebungsvollen Art den Boden auf dem etwas wachsen kann. Sie richtet nicht, bewertet nicht.

Die Erde möchte Harmonie, möchte Frieden, möchte Fruchtbarkeit. Sie nimmt jedoch das, was sich ihr präsentiert, so wie es ist, ohne zu hadern. Mit Geduld, Beharrlichkeit und Fürsorge versucht sie, alles so aus zu balancieren, dass das Leben gewährleistet ist. Mit der Reife der Erfahrung vermittelt sie in verhärteten Situationen.

Die Gefahr der Erde ist, dass sie so selbstverständlich da ist, sich so bereitwillig zur Verfügung stellt und dabei Stück für Stück leer läuft. Der Boden, auf dem Holz wachsen kann, wird trockener und öder. Sie braust nicht auf, sie richtet nicht und versucht solange ihr Bestes zu geben, bis sie wirklich nicht mehr kann. Doch wenn sie einknickt, bricht das ganze Rad zusammen oder gerät ins Schlingern. Sie bildet das Fundament, die materielle Basis. Sie sorgt dafür, dass alles ernährt werden kann, bemüht sich, für alle ihre Kinder alles zur Verfügung zu stellen.

In unserem Leben ist es die mütterliche Fürsorge in frühen Jahren, die uns das Fundament eines stabilen Selbstvertrauens geben sollte. Ihre bedingungslose Liebe und Stärke wird zum Garant dafür, das wir in uns selbst eine Heimat und Stabilität finden. Wir erfahren Liebe als etwas, was nicht an Leistung oder Besonderheit geknüpft ist. Wir erleben Liebe und Zugehörigkeit in der Verschmelzung und müssen doch uns selbst dafür nicht aufgeben oder verbiegen.

Sie ist die Grundlage dafür, dass ich, wenn ich falle oder ins Straucheln gerade, wenn die Realität mir nicht einfach erscheint, immer wieder die Kraft finde auf zu stehen. Ich kann betrachten, was mich hat stolpern lassen. Es ist die Kraft in mir, die mir die Grundlage dafür geben kann, dass mein Holz wieder wachsen, mein Feuer wieder brennen kann und ich dann gereift, gestärkt und zielsicherer auftrete und meinen Weg gehe.

Milz/Pancreas

Der Kornspeicher

Die Milz ist aus unserer westlichen Sicht ein nicht so wichtiges Organ. Sie ist für die Blutmauserung zuständig. Sie sortiert alte Zellen aus dem Blut, prüft bei ihrem Organdurchfluss deren Beschaffenheit und ist eine der Bildungsstätten für das Immunsystem.

In der Naturheilkunde schaut man jedoch auf die Milz. Wenn sie fehlt, altert man frühzeitig. In meiner Wahrnehmung ist die Milz, unter dem linken Rippenbogen gelegen, die Yin-Kraft und steht gegenüber der Yang-Kraft der Leber unter dem rechten Rippenbogen. Sie ist elementar wichtig um einen guten Gegenpol zur rationalen, linearen Sichtweise der Leber zu bilden. Sie verbindet uns mit unserer Intuition, mit dem Mysteriösen und systemisch Verschlungenem. Mit ihr begegnen wir dem

Nichtwissen und damit dem Urwissen, welches allem zugrunde liegt.

Um diesen Meridian ein wenig westlich verständlicher zu machen, können wir diesen Funktionskreis Milz/Pancreas nennen und somit die Bauchspeicheldrüse mit einbeziehen. Sie ist direkt an der stofflichen Verdauung beteiligt und passt gut zu der Symptomatik dieses Bereiches.

Fast bei allen Klienten in meiner Praxis ist es wichtig, diesen Bereich zu unterstützen. Das Fundament ist auf vielfältige Weise in Bedrängnis geraten.

Wenn wir uns die Milz als Kornspeicher vorstellen, in die alle Waren gebracht und von da verteilt werden, dann entstehen in meinem Kopf zwei Bilder. Das Eine ist das Bild eines Bauern, der mit seinem beladenen Ochsenkarren am Speicher vorfährt, ein Schwätzchen mit den Lagerarbeitern hält und regionale, einfache Produkte ablädt. Während die Beiden noch Neuigkeiten austauschen und über das Jahr und das Wetter und die Fruchtbarkeit reden, überlegt der Lagerist schon, an wen er die Sachen weiterleitet, wer sie gerade gebrauchen könnte. Pünktlich um 18 Uhr schließt er den Speicher zu, legt seine Füße hoch und betrachtet den Sonnenuntergang und verschnauft erst einmal.

Das andere Bild ist das eines unter Streß stehenden Zwischenhändlers, der einen voll gepackten Wagen mit unterschiedlichsten Dingen ablädt, keine Zeit hat, diese genauer zu erklären und bevor der Lagerist etwas sagen kann, auch schon alles abgeladen hat und wieder weg ist. Der Sortierer nimmt sich fest vor, ihm das nächste Mal ein paar Takte zu sagen und ihn auch um genauere Erläuterung zu bitten, weil er viele Produkte gar nicht kennt. Von diesen Verrückten gibt es jedoch immer mehr und manchmal kommen diese auch noch nach 18 Uhr oder bei Nacht und Nebel. Wenn er morgens anfängt, wartet schon ein Berg Arbeit auf ihn und er ist überfordert, weil er sich unzulänglich fühlt, die gebotenen Waren richtig zu verteilen. Sein Kornspeicher sieht zunehmend unordentlicher aus. Alte nicht weitergeleitete Waren beginnen zu verderben oder nehmen Platz weg. Eigentlich hat er immer mit dem Händler gut zusammengearbeitet, aber da dieser auch so erschöpft und gestresst wirkt, kann er es auch nicht über sich bringen, mit ihm zu schimpfen oder seine Waren abzulehnen. Er wird immer müder und erschöpfter. Aus vielen Orten kommen Beschwerden, dass seine Waren nicht frisch und gut wären. Doch er hat weder Zeit aufzuräumen, noch bekommt er den Händler gut zu greifen. Er beginnt zu grübeln und auch nach getaner Arbeit kann er nicht abschalten. Er ist frustriert und wenn er nachts nicht zur Ruhe kommt, beginnt er naschen zu gehen in seinem Warenlager und probiert all die Dinge, die er gar nicht kennt.

Müdigkeit, Grübeln, Trübsinnigkeit, Schlafprobleme, Gedankenkreisen, Durchfall, eine schwache Blase, eine zu starke Regel, Wassereinlagerungen, Knie- und Gelenkbeschwerden, all das und noch vieles mehr zeichnet eine gestörte Milz aus.

Wenn wir diesem Bereich etwas Gutes tun wollen, ist es wichtig, sich und seine Ernährung ein wenig zu beobachten. Die Milz mag eine kräftige, leicht salzige Nahrung am morgen. Kein Toast mit Honig oder kaltes Müsli mit Milch. Eher ein gekochtes Hafer- oder Hirseporridge. Sie mag es, wenn wir uns Zeit nehmen und nicht einfach gehetzt alles hinter schlucken und mit den Gedanken sonst irgendwo sind. Sie mag Rhythmus und schon vorgefertigte Nahrung mit den unterschiedlichsten Zusatzstoffen stressen sie richtig. Sie braucht viel Energie, um diese aufzubereiten bzw. es fallen viele Stoffe an, die eher belasten und weitergeleitet oder ausgeschieden werden müssen. Die vielen unbekannten Stoffe gaukeln mit ihrem Duft und Geschmack außerdem vor, etwas anderes zu sein als sie sind und das verwirrt oder enthält lauter Informationen, die nicht zugeordnet werden können.

Kommt dann noch hinzu, das der Kornspeicher nicht das Gefühl hat, von allen gewertschätzt zu werden und schon früh gelernt hat, das er nur durch außerordentliche Leistung positive Aufmerksamkeit und Anerkennung bekommt, ist seine Lage noch verzwickter. Er nimmt die Nöte und die Beschwerden, die von den empfangenden Stellen zu ihm zurückgetragen werden persönlich und traut sich nicht, seine Meinung zu sagen. Immer verbissener versucht er seine Arbeit zu erledigen, wird immer zerstreuter und beginnt nun von sich aus Dinge zu verlegen, falsch einzusortieren oder gleich auf den Müll zu schmeißen (Durchfall) oder was auch eine gute Lösung ist, da manches ja sehr wichtig erscheint, dieses erst einmal einzulagern (Verstopfung oder Wasser- und Fetteinlagerung). Er fängt an zu hamstern und sich nur sicher zu fühlen, wenn sein Lager bis oben hin voll ist. Sachen weg zuschmeißen, fällt ihm schwer und außerdem hat er dafür sowieso keine Zeit.

Die Geschichte des Kornspeicherverantwortlichen lässt sich ewig weiterführen und ist ein verschlungenes Dilemma, was sich heute in so vielfältiger Weise präsentiert.

Die früher in vielen Kulturen regelmäßig durchgeführten Fastenzeiten ermöglichten es, in aller Ruhe aufzuräumen, auszusortieren und umzustrukturieren. Dazu gehörten nicht nur die stofflichen Altlasten, sondern auch die seelischen Sorgenkinder. So hatte ich z.B. eine Klientin, die unter Bluthochdruck litt, gerne aufgeregt viel redete und sich selbst als unkonzentriert empfand. Sie hatte das Gefühl, alles zu beginnen und nichts zu Ende zu bringen. Sie fand sich unzulänglich und dumm. Dennoch entschloss sie sich zu einer Fastenkur, obwohl sie davor wahnsinnige Angst hatte, zog es sie doch dahin und auch wenn sie alle Anweisungen total verwirrten, nahm sie es dennoch allein zu Hause in Angriff. Ich war selbst aufgeregt, ob sie es auch tatsächlich gut hinbekommen würde, empfand es jedoch als eine wichtige Erfahrung und Chance. Ich werde nie ihre leuchtenden Augen vergessen, wie sie danach feststellte: „Ich habe es geschafft! Ich war mutig und stark und habe dabei eine intensive Begegnung mit mir selbst gemacht." Das Selbstvertrauen und die innere Klarheit sind dadurch gewachsen, der Blutdruck ist gefallen und diese Kur war eine innere Reinigung, die nicht so leicht durch Medikamente, Ernährungspläne oder alles andere in dem Maße gleichwertig hätte ersetzt werden können.

Wenn wir beim Bild des Kornspeicher-Beauftragten bleiben, hatte er endlich Zeit, sein Lager durch zu sortieren, sich selbst ein wenig auszuruhen, in Ruhe sich alle Schätze anzuschauen und zu verdauen, was da alles eingelagert war. Ein neues System zu entwickeln. Er war dadurch ganz beschwingt und er konnte klare Energie an alle anderen Systeme weiterleiten, die ebenfalls diese Zeit zu einer Grundreinigung nutzen konnten. Leerlauf ist wichtig und befreit ungeahnte Ressourcen.

Es gibt auch viele Milz-Konstitutionen, die sich nur beim Fasten wirklich wohl fühlen und das eigentlich immer machen könnten.

Das ist dann auch wieder zu viel des Guten. Hier ist es die große Frage, warum es so leicht zu einer Überforderung kommt und warum die gewonnene Kraft aus der Kur nicht reicht, das Ruder in eine andere Richtung zu ziehen.

Verlauf des Meridians

Der Milzmeridian beginnt an der Außenseite des großen Zehs und verläuft an der Fußinnenseite hin zum inneren Sprunggelenk. Dort steigt sie auf und fließt entlang der Beininnenseite bis zum Knie, weiter nach oben bis zur Innenseite des Hüftgelenks, seitlich der Scham läuft sie gerade nach oben, über den Bauch, bis zum Rippenbogen und etwas seitlich der Brustwarze entlang, bis kurz vor das Schlüsselbein, wo sie einen Knick nach unten macht und unterhalb der Brustwarze an unserer Seite endet. Sie bildet zusammen mit der Lungenleitbahn den großen Fluß des Tai Yin.

Affirmation

Begib Dich in Meditationshaltung oder setze Dich so auf einen Stuhl, das Deine Beine hüftbreit geöffnet sind und Deine Wirbelsäule aufrecht nach oben gestreckt ist. Deine Haltung sollte gerade, aber nicht steif sondern entspannt sein. Schließe die Augen. Spüre wie die Luft in Deinen Körper strömt. Wie Dein Bauch sich langsam hebt und mit frischer Luft füllt und diese dann langsam wieder herausgleiten läßt. Komme zur Ruhe und in eine innerliche Konzentration und Wahrnehmung.

Reise nun zu Deinem inneren Kornspeicher. Wie sieht Dein Zentrum aus? Wie ist die Form des Lagers? Wie sieht die Umgebung aus? Wie sieht der Lagerist aus? Lass alles in Ruhe auf Dich wirken und beobachte das Geschehen von Außen eine Weile. Gehe nun zu dem Lageristen und versuche ein Gespräch mit ihm anzufangen. Was hat er zu erzählen? Wie wirkt sein nervlicher, körperlicher Zustand? Ist er gut gelaunt und jederzeit für einen Schwatz bereit. Interessiert Neues zu erfahren oder voller Stolz seine Hallen zu zeigen. Gehe mit ihm oder alleine hinein. Wie sieht es innerhalb des Lagers aus. Wie ist der Geruch? Die Sortierung? Die Fülle?

Besuche den Lagerist einen ganzen Tag oder lass vor Deinem Auge einen Tag im Leben Deines Lageristen ablaufen. Wann steht er auf? Wann legt er sich zur Ruhe? Wie geht er mit der Arbeit um? Wieviel Arbeit gibt es und welche Art von Waren werden geliefert?

Beobachte ihn und das Geschehen! Lass es tief auf Dich wirken! Überlege Dir Erleichterungen oder Innovationen für Dein

Zentrum, für Deine Mitte! Welche Art der Anpassung braucht es? Veränderte Lieferungen? Veränderte Zeitabstände? Veränderte Händler?

Nimm Dir vor in regelmäßigen Abständen Kontakt mit Deinem Zentrum aufzunehmen.

Was wäre, wenn Dein Lagervorsteher wieder Zeit zum Träumen hätte? Wie geht er mit seiner Intuition und seinem Bauchhirn um? Vertraut er diesen und ihren Inspirationen?

Was braucht es für ein verändertes Umfeld, damit er regenerieren kann?

Fühlt er sich respektiert, geachtet und gewertschätzt? Kann er für die Realisierung einer guten Arbeit auch klare Botschaften der Veränderung mitteilen? Kann er sich benennen? Hat er das Gefühl gehört zu werden?

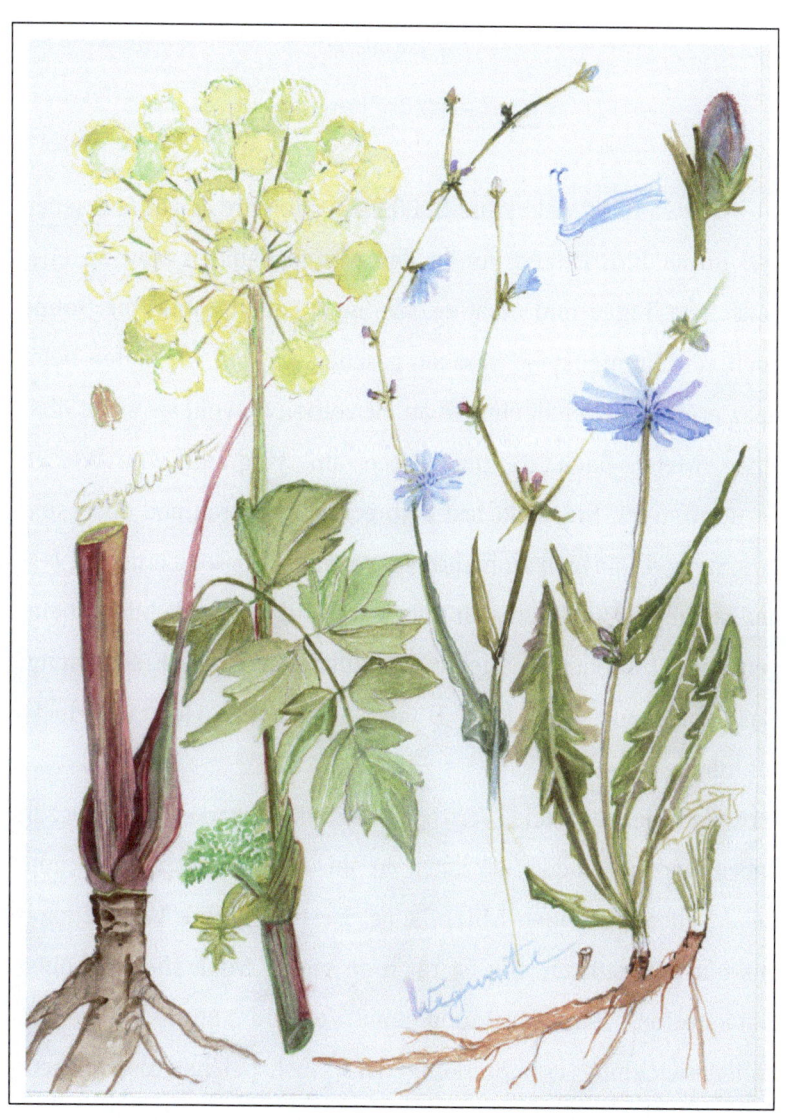

Die Wegwarte ist eine stille Schönheit. Sie wird leicht übersehen und öffnet ihre Blüten nur in den Morgenstunden oder an eher bedeckten Tagen und nicht zu sonnigen Zeiten. Wenn die Sonne hoch am Himmel steht, sind sie geschlossen und wir laufen beim Spaziergang vielleicht einfach an ihr vorbei, obwohl sie meist über einen Meter hoch ist und gerne am Wegrand von Wiesen anzutreffen ist. Sie wirkt fast zerbrechlich, filigran und doch sind ihre Stengel, die sich zu mehreren aus einer Rossette erheben, fest und sehnig. Sie können sich mit dem Wind bewegen, bilden beim genaueren hinsehen eine feine, königliche, anmutige Erscheinung. Das leuchtende Blau ihrer Blüten berührt das Herz und lockt zahlreiche Insekten an.

Ihre Familie hat viele Vertreter, die einen starken Leberbezug haben und so finden wir auch in ihr eine ausgesprochen gute Leber, aber eben auch Milzpflanze. Besonders ihre Wurzel kann uns gut unterstützen. Sie ist reich an vielen Mineralien, schönen Bitterstoffen, enthält Inulin und andere Stoffe, die der Säfteentwicklung und Stärkung der Bauchspeicheldrüse dienen. Ein Tee oder Infus aus der Wurzel, gibt uns das Gefühl einen nährenden Balsam getrunken zu haben, der uns in einer besonderen mütterlichen Kraft einhüllt, umfängt, tröstet und stärkt. Sie ist weich und dennoch stark, klar und dennoch anpassungsfähig. Annehmend was ist. Die Wegwarte verkörpert eine tiefe Beharrlichkeit, Beständigung und Genügsamkeit. Sie muß sich nicht in den Vordergrund stellen und versucht trotz ihrer Größe nicht zu viel Aufmerksamkeit auf sich zu ziehen. Sie ist jedoch nicht schüchtern, sondern weiß um ihre Stärken und muß damit nicht protzen oder brillieren.

Sie stärkt das Yin, unseren Pluspol, bildet die Grundlage und Balance für die Rationalität und den yangigen Aktionismus der Leber/Gallenblase, das Feuer des Herzens, die Klarheit und Führung der Lunge oder die langsame Potentialentfaltung des Wassers.

Die Wegwarte ist als Bachblüte beliebt und wirkt dort als Spiegelung besonders günstig, wo wir in unserer Mutterkraft nicht in Balance sind. Ein Kind muß behütet und geschützt werden. Es sollte jedoch nicht den Eindruck gewinnen, das es sich nicht frei entwickeln kann oder unfähig dazu ist, ungeschützt zu handeln. Ab einem gewissen Alter ist es die Aufgabe der Mutter es sanft, aber bestimmt, aus dem Nest zu schubsen und darauf zu vertrauen, das es fliegen kann.

Im negativen Cichory-Zustand finden wir die Mutter, die sich „opfert" für ihre Kinder und Familie. Die immer wieder klagend und jammernd von der Schwere ihrer Bürde berichten muss. Ihr Dienen ist nicht selbstlos. Sie möchte die Aufmerksamkeit und Anerkennung für ihr Tun und bewacht dabei mit Argus-Augen, das die Jeweiligen sich nicht zu weit aus ihrem Bannkreis entfernen. Es würde ihr Sein gefährden, wenn sie plötzlich selbständig und unabhängig von ihren Bemühungen wären.

Wir können das Mittel aber auch nutzen, wenn wir Dienen und uns einbringen und dabei unsere eigenen Grenzen lange Zeit aus den Augen verlieren. Erstaunlicherweise ist es nämlich dann so selbstverständlich das wir geben und wirken, das es nicht auffällt und es tatsächlich zu einem Zusammenbruch des äußeren Systems kommt, wenn wir plötzlich nicht mehr können und unsere letzten Ressourcen aufgebraucht sind. Es kann gut sein, das bereits ein wenig früher unser Selbsterhaltungstrieb eine Stimme in uns wachküsst, die wir gar nicht schätzen. Wir werden bissig oder hysterisch, werden verbittert und ungenießbar. Wir erledigen unsere Arbeit, aber eher missmutig oder enttäuscht. Enttäuscht, weil niemand wahrnimmt wie es uns geht und was wir benötigen. Enttäuscht, weil niemand kommt und uns die Last von den Schultern nimmt.

Die Wegwarte kann uns helfen, unsere Mitte neu wahrzunehmen. Wir können mit ihrer Hilfe wieder ein bisschen Boden und neue Kraft gewinnen. Mit ihrer Hilfe und Begleitung sind wir eingeladen, dann nicht in unserem alten Muster, die gewonnene Energie wieder raus zuschleudern. Wir sollten die gewonnene Kraft zur bewussten Reflektion nutzen. Was ist wirklich essentiell? Wo kann ich Arbeiten liebevoll und klar verteilen bzw. diese ablegen und zurückgeben. Bin ich im Vertrauen, das ich das Recht habe dies zu tun. Warum denke ich, das ich es nicht abgeben oder verändern kann? Welcher Glaubenssatz steht dahinter? Mit der Kraft der Erde begegnen wir unseren Glaubenssätzen. Die Wegwarte ist ein guter Verbündeter hier die Illusionen und vergangenen Beweggründe und Situationen auf ihre Aktualität und lichte Wachstumskraft hin zu prüfen.

Die Wegwarte
Cichorium intybus

Familie:	Korbblütler – Asteraceen
Pflanzenteile:	v.a. Wurzel, auch Blüten u. Kraut

Wirkung: zusammenziehend, nährend, stärkend, aufbauend,
tonisierend, blutreinigend, appetitfördernd,
anregend, gallefördernd, entzündungshemmend,

Nutzungsmöglichkeiten

Verdauung: Wurzelinfus leicht köcheln oder lange ziehen,
sorgt für Anregung der Säfte und kontinuierliche
Erholung und Neuregulierung der Verdauung
Bitterstoffe, Inulin und Mineralien wirken positiv
v.a. Leber & Pancreas werden unterstützt

Einsatz: zur Regulierung eines Diabetischen Syndroms, bei
Leber- und Gallenprobl., Lebervergrößerung,
Gallensteinen, Afterjucken, Hämorrhoiden,
schwankender Blutzucker, Leber-Kopfschmerz,
Milzschwäche, u.v.m.

Nebenniere: die Wurzel ist ein Yin-Tonikum und somit
auch in den Wechseljahren und bei Burn-Out-
Syndrom und Erschöpfung empfehlenswert,
indirekt für Hitzewallungen, Schlafstörungen,...

Tee zur Yin-Stärkung

50 g Wegwartenwurzel	50 g Eibischwurzel
50 g Schachtelhalm	4 EL/Liter sanft köcheln, lange ziehen

Die Engelwurz

eine Lichte Kraft

Die Engelwurz ist eine geliebte Pflanze von vielen Kräuterkundigen. Schon alleine ihr Namen verkündet Wunderbares. Sie gehört zu der Familie der Doldenblütler, die wir von vielen Wurzelgemüsen wie Möhre, Sellerie und Pastinake kennen, aber auch von ätherischen Samen wie Fenchel und Anis. In dieser Familie gibt es sehr viele Vertreter und so manche außergewöhnlich Giftige.

Sie jedoch ist eine herausragende Größe, v.a. an Ufergewässern oder feuchten Wiesen finden wir sie. Ihre Erscheinung ist unscheinbar, wenn man sie nicht kennt. Jedoch bei genauerem Hinsehen imponiert sie mit einer stattlichen Aufgerichtetheit. Ihre Blätter riechen leicht warm erdig-ätherisch beim Zerreiben und können auch getrocknet unseren Tee aromatisieren. Für ihre ganze Kraftentfaltung nutzen wir jedoch die Wurzel.

Sie umfängt uns mit ihrem Zauber und raunt uns Mut und Kraft zu. Wenn wir erschöpft und verzweifelt sind, alles sich schwer und kraftlos anfühlt, kann sie ein sanftes Licht der Wärme und Lichtheit in uns entfachen und auf eine indirekte Art dazu führen, das wir uns wieder aufgetankt fühlen und neue Ideen und

Herangehensweisen in uns reifen. Sie vermittelt bei hoffnungslosen Bildern und ist durch ihre Wurzelkraft, trotzt ihres eher yangigen Temperamentes, dennoch auch stärkend und aufbauend. Wir können uns mit ihr neu konzentrieren, ausrichten und organisieren.

Das erkennen wir auch an ihrer Signatur. Sie hat eine kraftvolle breite Pfahlwurzel, die innerhalb von zwei bis drei Jahren heranreift. Zuerst bilden die Blätter einen gleichmäßigen Kranz um das Zentrum und sind in ihrer zwei- bis dreifach gefiederten Struktur durchaus symmetrisch. Irgendwann wächst aus der Mitte ein Stengel, der zwar innen hohl, aber dennoch sehnig und kraftvoll ist und nicht so einfach umgebogen oder abgebrochen werden kann. Diese geradlinige und strukturierte Erscheinung ragt irgendwann bis zu zwei Meter in die Höhe, die Blattgestalt macht einen üppigen Mantel und oben bildet sich eine runde weiß-grünliche Blütendolde. Wir haben den Eindruck einer hochaufgerichteten Person, die zwei Pole hat. Der Eine kommuniziert mit dem Himmel und der andere mit der der Erde. Dazwischen gibt es einen offenen Kanal, durch den beide Seiten gut in Balance sind.

Engelwurz
Angelica archangelica

Familie: Doldenblütler/ Apiaceen
Pflanzenteile: Wurzel (evtl. Blätter, Samen)

Wirkung: Kraft u. Kreislauf anregend, energetisierend,
                entkrampfend, keimhemmend, blähungswidrig,
                Säftefördernd, wärmend, entzündungshemmend

Nutzungsmöglichkeiten:
Erkältung: fördert das Immunsystem & die Schleimhäute,
                bringt Zähes zum fließen, bewährt bei Schnupfen,
                Bronchitis u. Husten (auch als Salbe)

Stärkend: nach langer Schwäche/ Infekt, bei geschwächter
                Lungenkraft, u.a. mit Schachtelhalm hilfreich

Rheuma: die Mitte wärmende Kraft kann helfen, Stauungen
                und Entzündungen zu regulieren

Verdauung: regt den Appetit an, wärmt Magen/ Verdauung und
                deren Feuer, deshalb auch schön bei Säftemangel
                Darmkoliken, Blähungen, Über-/Untergewicht

Lebenskraft: durch eine sanfte (Herz-)Anregung können kalte
                durchblutet werden u. Lebensgeister wecken

Vorsicht: bei Schwangerschaft und Hitze-Erkrankungen ist
                sie nicht geeignet; nicht alleine od. längere Zeit

Mut- und Krafttrunk:
jeweils 50 g Engelwurzwurzel, Schachtelhalm, Wegwartenwurzel
Bohnenkraut und Odermenning (mind. 25 Min. ziehen lassen)

Haben wir bei Milz/Pancreas den Kornspeicher als Zentrum betrachtet, begegnen wir nun dem Magen als Händler. Er ist derjenige, der immer gehetzt zu dem Kornspeicher gelangt und diesen zur Verzweiflung und in Verwirrung bringt. Magen und Milz/Pancreas gehören eigentlich untrennbar zusammen und bedingen einander. Eigentlich sollten sie für eine kraftvolle, stetige stille Grundenergie sorgen. Sie sollten gute Laune haben und in emsiger Betriebsamkeit ihrem Tagewerk nachgehen. Doch warum ist das scheinbar so schwer?

Der Magen schluckt was wir ihm anbieten. Er ist eng mit dem Mund verbunden und alle Informationen und Begegnungen werden von ihm mit aufgenommen und so können wir uns den Händler vorstellen, wie er an der Grenze ist und Waren tauscht oder beim Bauern vorfährt. Alle haben ihre Nöte, ihre Geschichte und teilen diese gleichzeitig mit der Warenübergabe dem Händler mit. Am Anfang hört er interessiert zu, versucht mit zu denken, Lösungen zu finden. Dann packt er vielleicht nur noch als Nebensache die ganzen Produkte ein und fährt grübelnd zum Kornspeicher. Da er nicht wiedergeben kann, was ihn bewegt und den Kornspeicher-Beauftragten auch nicht belasten möchte, wirkt er ein wenig verwirrt und gestresst als er die Waren ablädt.

Doch alle die gehörten Sachen schlagen ihm auf den Magen. Er ist nicht mehr richtig bei der Sache, kümmert sich halbherzig um die Instandsetzung seines Fuhrwerks und auch die Straßenmeisterei, die eigentlich seine Anweisungen braucht, bekommt nicht mehr die notwendigen Informationen. Es passiert immer mehr, das er den Bauern und Grenzhändlern eher schroff begegnet oder sehr schmalsilbig. Sie sind irritiert und nach und nach gibt es falsche Lieferungen, nicht bestellte Produkte, fremde Übermittler oder eine spannungsgeladene Energie bei der Warenübergabe. Der Magen-Händler entwickelt zunehmend Angst vor seiner Arbeit, ist permanent gespannt und überreizt und hat das Gefühl nirgendwo seinen Job richtig zu machen, überall und wo er nur hinschaut sein Versagen zu erkennen. Das Wasser steht ihm bis zum Hals. Der Hals ist ihm zu geschwollen. Es ist ihm kräftig was auf den Magen geschlagen. Sein Appetit ist verloren. Auch seine Kontaktfreudigkeit und Aufnahmebereitschaft nimmt merklich ab. Jede Information ist schon zu viel und es fehlt die Fähigkeit und Ruhe eine innere Position zu dem Gehörten einzunehmen. Es sich von allen Seiten an zu schauen. Vielleicht beklagen sich die Bauern und Grenzhändler ja gar nicht über ihn. Vielleicht ist es ja ausreichend, einfach nur kurz zu zuhören und evtl. Stichpunkte, die interessant sein könnten, zu notieren. In ruhigen Momenten schwört er sich, von nun an nur noch ausgewählte Produkte mit zu nehmen, die den Kornspeicher freuen. Er möchte sich mehr Zeit nehmen, nicht so hetzen, da immer öfter seine Gespann an Krämpfen oder Schmerzen leidet.

Ach, wenn doch nur endlich mal wieder eine längere Pause käme, wo er sich neu ausrichten und regenerieren könnte.

Verlauf des Meridians

Die Magen-Leitbahn beginnt innerlich bereits bei dem Endpunkt der Dickdarm-Leitbahn seitlich des Nasenflügels. Von dort geht sie bis unter die Mitte des Augapfels, wo sie nach außen kommt und äußerlich von da nach unten bis zum Mundwinkel zieht. Dort geht sie in einem Verlauf noch einmal vor dem Ohr nach oben und endet am Haaransatz. Unterhalb des Mundwinkels fließt sie dann über die Vorderseite des Halses nach unten bis zum Ansatz des Schlüsselbeins, an diesem entlang bis auf die Höhe der Brustwarze und von diesem Punkt bis unterhalb der Brust. Hier biegt sie ein wenig nach innen ab und verläuft etwas parallel zu unserer Mittellinie, den Nabel entlang bis zur Leiste. Hier verlässt sie den Bauchraum, tritt ins Bein über und läuft hier weiter nach unten, übers Knie bis zum zweiten Zeh. Dickdarm und Magen bilden den Fluss Yang Ming.

<u>Affirmation</u>

Begib Dich in Meditationshaltung oder setze Dich so auf einen Stuhl, das Deine Beine hüftbreit geöffnet sind und Deine Wirbelsäule aufrecht nach oben gestreckt ist. Deine Haltung sollte gerade, aber nicht steif sondern entspannt sein. Schließe die Augen. Spüre wie die Luft in Deinen Körper strömt. Wie Dein Bauch sich langsam hebt und mit frischer Luft füllt und diese dann langsam wieder herausgleiten läßt. Komme zur Ruhe und in eine innerliche Konzentration und Wahrnehmung.

Reise zu Deinem Magen. Stelle Dir Deinen Mund als Begegnungsstätte, z.B. als Wochenmarkt, vor. Wie ist die Stimmung? Gibt es viele, sich fröhlich begegnende Menschen? Ist das Umfeld eher gestresst? Ist die Laune der Marktbetreiber eher schlecht und muss Dein Händler evtl. die Zähne zusammenbeißen, um keinen Streit anzufangen oder seine Meinung zu sagen, wo es vielleicht nicht so passend wäre. Der Wochenmarkt steht für Dein soziales Miteinander und das was Du darüber an Themen, Schwingungen, und Energien aufnimmst. Es steht natürlich aber auch für die Lebensmittel, die Du isst und deren Informationen ebenso von Dir verdaut werden müssen. Sind die Nahrungsmittel nur roh und kalt oder durch viele zusätzliche Geschmacks- und Geruchsstoffe verändert und getarnt oder sind sie eher sehr hitzig und reich an (tierischen) Eiweißen oder vielen Kohlehydraten? Kommt Dein Händler immer ungefähr zur gleichen Zeit an und trifft die gleichen Bauern oder gibt es keinen klaren Rhythmus und somit immer wieder neue Notwendigkeiten sich anzupassen?

Betrachte die Landschaft Deines Händlers. Lass innere Bilder in Dir aufsteigen. Wie sieht der Marktplatz aus? Wie die Marktbetreiber und Bauern? Welche Waren suchst Du Dir aus? Wie sieht Dein Fuhrwerk aus? Wie ist die Landschaft, durch die Du fährst, auf dem Weg zum Kornspeicher? Stelle Dir alles in Ruhe vor und prüfe etwas später, welche Bilder Dir besser munden und gefallen würden? Was könntest oder solltest Du ändern? Was würde Deinen Händler und Deinen Kornspeicher kräftigen und erfreuen?

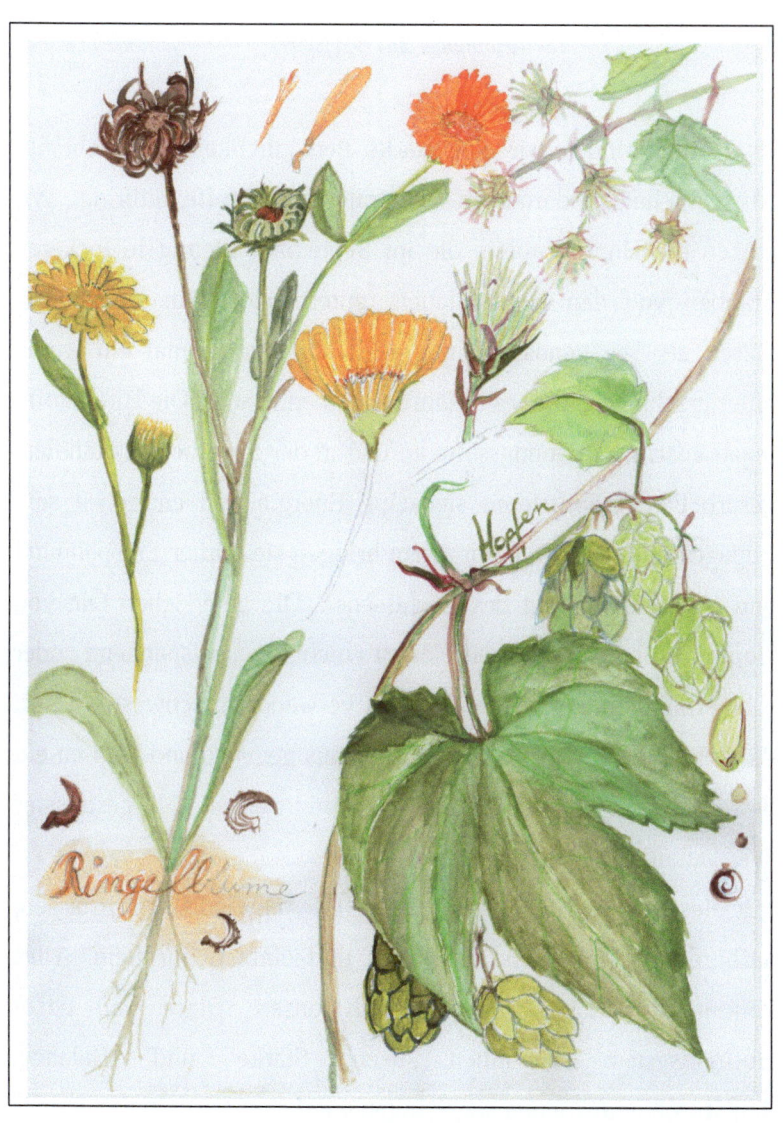

Hopfen

Ringelblume

83

Im Hopfen finden wir eine starke Persönlichkeit, die nicht nur Charisma hat, sondern auch viele tolle Inhaltsstoffe mitbringt. Wir nutzen die Hopfenzapfen, die im September klebrig in lockeren Trauben von den Hopfenlianen runterhängen. Ein Hauch von diesen als Tee genossen, mag vielleicht erst einmal ein wenig bitter erscheinen, aber es besänftigt und entspannt. Die Bitterstoffe regen unsere Verdauungssäfte an und in der Sprache des Händlers gesprochen, mobilisieren sie seine Energie und entfachen sein Engagement neu. Doch vor allem bringen sie vorher Entspannung und ein tiefes Gefühl des Loslassens. Die ätherischen Öle von Hopfenzapfen, sind zwar längst nicht so entspannend oder schmerzlindernd, wie die der eng verwandten Schwester Hanf. Allerdings ist eine Annäherung durchaus gegeben und Hopfen ein bewährter   Unterstützer   für   unser   gestresstes (Verdauungs-)Nervensystem.

Mit dieser Kraft können wir unsere fixierten Gedanken loslassen, aufhören uns im Kreis zu drehen und einfach nur Sein. Alles kommt besser ins Fließen. Auch unsere Blase und unser Hormonsystem   gewinnen   neue   Stärke   und   Balance. Schlafprobleme können angegangen werden.

84

In der Natur steht der Hopfen für Anpassungsfähigkeit und Durchsetzungskraft. Ist er einmal in Deinen Garten eingezogen, wird er so schnell nicht wieder gehen. Er weiß, wie man sich tarnt und ist man anfangs entzückt von der filigranen sich windenden Gestalt, wird einem plötzlich bewusst, das er immer größer und Raum einnehmender wird. Kommt der Gärtner dann auf die Idee ihn auszugraben, wird er eine Überraschung erleben.

Ich selbst habe meinen Garten auf einem Grundstück mit Hopfen. Es ist ein großer Garten und ich lasse ihm seine Ecken und schätze seine Gaben. Ich behalte ihn jedoch im Auge. Im Rahmen einer Umstrukturierung wollte ich einen Hopfen ausgraben. Ich begann ihn schon im Vorfeld mehrere Male runter zu schneiden und an einem Tag größter innerer Entspanntheit auszubuddeln. Ich sang ihm dabei etwas vor und pirschte mich Stück für Stück an, an diese immense, kolossale, faserig sehnige, ineinander verknäulte Wurzel, die sich liebend gern unter den Fingern oder Spaten aufdröselt, wegrollt, nicht zu trennen ist. Es ist ein Spiel und wehe du wirst aggressiv, ungeduldig oder unachtsam. Dann zerrst Du vielleicht an einem Arm und plötzlich verlierst Du den Halt, purzelst nach hinten und kannst Dir selbst dabei ordentlich die Gelenke stauchen oder ähnliches. Ich kannte ihn schon und hörte auf sobald ich ungeduldig wurde. Ich arbeitete mehrere Tage, immer wieder ein bisschen und immer ihm etwas vorsingend. Ich kann es bis heute noch nicht ganz glauben, daß ich es so ohne Mühe geschafft habe und er nicht mit irgendeinem Seitentrieb später wieder zu neuem Leben erwachte. Ich hatte gewonnen und er hat mir diesen Platz überlassen. Der Hopfen ist ein Spieler und Verführer. Er windet sich bei mir gerade neuerdings, aus einem Kompost, die Weide hinauf und bisher hab ich noch keine Strategie ihn daran effektiv zu hindern. Ich empfinde ihn als nicht nachtragend, aber präsent und durch und durch Spielernatur. Trockenheit, zu viel Sonne, dunkler Schatten, viel Wasser, egal, er kann mit allem umgehen. Er spendet auch Schatten und bildet schöne Wandbegrünungen und Baldachine. Er ist unverzichtbar in der Bierbrauerei und wird in dieser seit Jahrhunderten der Entspannung und Geschmacksnote wegen zugegeben.

Wir können ihn als Urtinktur als unseren täglichen Begleiter nutzen, um verwurzelte Stärke und Gelassenheit, Anpassungsfähigkeit und sinnliche Kommunikation zu lernen und zu üben.

Beim Hopfen bin ich persönlich hin und her gerissen. Einerseits mag ich seine Ausstrahlung, seine Schönheit und Präsenz. Andererseits kann es durchaus vorkommen, das Holunder oder Birne unter ihm zusammenbricht und stirbt. Ich empfinde ihn als Achtsamkeitsübung, als Lehrmeister. Er sorgt für eine stabile Ordnung, für ein Gleichgewicht und folgt dabei anderen Regeln.

Hopfen
Humulus lupulus

Familie: Hanfgewächse – Cannabaceen
Pflanzenteile: Zapfen (weibliche Blüten-/Fruchtstand)

Wirkung: beruhigend, schmerzstillend, regenerierend,
                 bakterientötend, entgiftend, hormonell
                 regulierend, appetit anregend, genen Entzündung

Nutzungsmöglichkeiten:

Schlaf: Tee/Tinktur bei Einschlafproblemen wertvoll
                 v.a. wenn diese von Grübeleien, Sorgen und
                 innere Anspannung begleitet sind

Hormone: die Phyto-Östrogene können hilfreich sein; bei
                 Regelbeschwerden, Haarausfall,(Scheiden-)
                 Trockenheit, Hitzewallungen und Nachtschweiß

Nerven: bei dünnen Nerven, ständig gereizt oder nicht
                 ausgeglichen sein, einem sensiblen, leicht
                 krampfenden Magen, regelmäßig genossen bringt
                 er uns Zuversicht, Mut und Gelassenheit

Herz: spüren wir unser Herz häufiger, evtl. durch Ängste
                 die uns beherrschen, können wir seine Kraft
                 nutzen um los zulassen, unser vegetatives
                 Nervensystems auszubalancieren

Abend-Tee oder Tinktur (dann zu gleichen Teilen möglich) :
25 g Hopfenzapfen   5 g Lavendelblüten
100 g Melisseblätter (1 flacher TL/Tasse od. 20 Tropfen)

Calendula ist eine klassische Pflanze, die in fast keinem Bauerngarten fehlt. Mit ihren vielfältigen kleinen Sonnenblüten, von einem zarten gelb bis zu einem tiefen orange, beglückt sie unser Auge. Sie schenkt sich üppig und wo es ihr gefällt, kommt sie gerne wieder, dank ihrer vielen ausgestreuten Samen. Sie kann uns eine lange Zeit des Jahres erfreuen und mag sonnige Standorte mit lockerem Boden. Obwohl sie eher trocken wirkt, ist sie doch eher ein Kraut, was nicht reich ist an strukturierenden Fasern und ihre Blätter sind weich und zart und spenden Feuchtigkeit nach unten. Sammeln wir ihre Blütenköpfe, haben wir kurz darauf klebrige Fingerkuppen. In der Vase beginnt sie sich häufig recht schnell zu biegen. Ähnlich wie Mohn, der selbst eher ein wässriges Pflanzenwesen hat, ist der richtige Moment entscheidend, um sie in einem Wassermedium zu halten.

Wir kennen die Ringelblume vor allem als Wundheilerin. Ringelblumensalbe ist weit verbreitet und in fast jedem Haushalt vertreten. Es ist die Salbe, die noch häufiger selbst hergestellt wird. Sie ist ein Liebling von Vielen. Wir genießen ihre Energie und Ausstrahlung. Ihr weiches, freundliches, sonnenhaftes Wesen. Sie umhüllt und beschützt, balsamiert und regeneriert, besänftigt und liebkost Verletztes.

Dort wo der Magen schon vor lauter Erschöpfung Substanz verliert und das betroffene Gewebe sich entzündet, fremdbesetzt wird, schmerzt, sich abbaut oder gereizt ist, braucht es genau diese Kraft. Wie ein sanfter, aber solider Film, kann sie sich über die Stelle legen und dabei helfen, das der Abbau nicht weiter fortschreitet. Sie ist dem überforderten Magen eine sanfte Begleiterin, die ihn streichelt und verstehend umfängt. Sie sorgt dafür, dass er ablässt von seinen Leistungsdenken und sich selbst wieder wahrnehmen kann. Sie ist eine Unterstützerin und wir können sie innerlich nutzen, um diese Rolle zu erfüllen. Sie kann andere Kräfte verstärken und abrunden. Kann dazu beitragen, das evtl. Bitterstoffe nicht doch zu stark sind für den gerade so sensiblen Magen. Durch ihr Wirken und Sein kann sie einen schönen Teppich dafür bereiten, das die starken Bitteren ihre Aufgabe besser und tiefer erfüllen können. Zusammen mit der Schafgarbe kann sie sanft und beständig wirken, um zu stärken. Die Ringelblume hat auch schöne Saponine, die das Fließen unterstützen und fettlösliche Substanzen wasserlöslicher machen und diese so evtl. im Tee genossen werden können.

Die Urtinktur können wir nutzen, wenn die Sonne in unserem Leben verschwunden ist. Wenn wir das Gefühl haben, das wir spröde und trocken, hartherzig und rau geworden sind. Wenn wir verbittert sind und die Fülle und Schönheit nicht mehr genießen können. Die Ringelblume ist eine warme, spielerische Fee, die uns einlädt nicht allzu verkopft an das Leben heranzugehen. Es nicht nur von der rationellen Seite aus zu betrachten. Sie lädt uns ein auch mal zu lassen. Trotzt ihrer Weichheit ist sie durchsetzungsstark und verbindlich. Sie kann bestimmten Frösten trotzen und sich vor deren Härte und Durchdringung schützen. Das wirklich Harte hat keine Macht gegen das Weiche.

Die Ringelblume

Calendula officinalis

Familie: Korbblütler – Asteraceen
Pflanzenteile: Blüte und Kraut

Wirkung: entzündungshemmend, antibakteriell, pilzwidrig
                  wundheilend, abschwellend, entkrampfend

Nutzungsmöglichkeiten:

Haut: Quetschungen, Prellungen, Wunden, Furunkeln
                  Neurodermitis, Stichschwellungen, wunden
                  Brustwarzen, durchgelegenen Hautstellen; für
                  Babypopos oder Augenentzündungen eignet sich
                  v.a. auch das Pflanzenwasser oder Hydrolat

Gefässe: innerlich als Tee sorgen die Saponine (gerne auch
                  mit etwas Blattwerk) für eine Regeneration
                  z.B. bei Venenleiden und Arteriosklerose

Schleimhaut: für Magen- und Darm- entzündungen,
                  schwellungen und geschwüre

Leber: ihr Licht bringt die Leber in Entspannung und
                  läßt die Galle sanfter fließen

Lymphe: bringt unsere Lymphgefässe in ein gutes Fließen

Magenfreund
10 g Ringelblume   30 g Odermenning
20 g Löwenzahnblätter   30 g Schafgarbenkraut

91

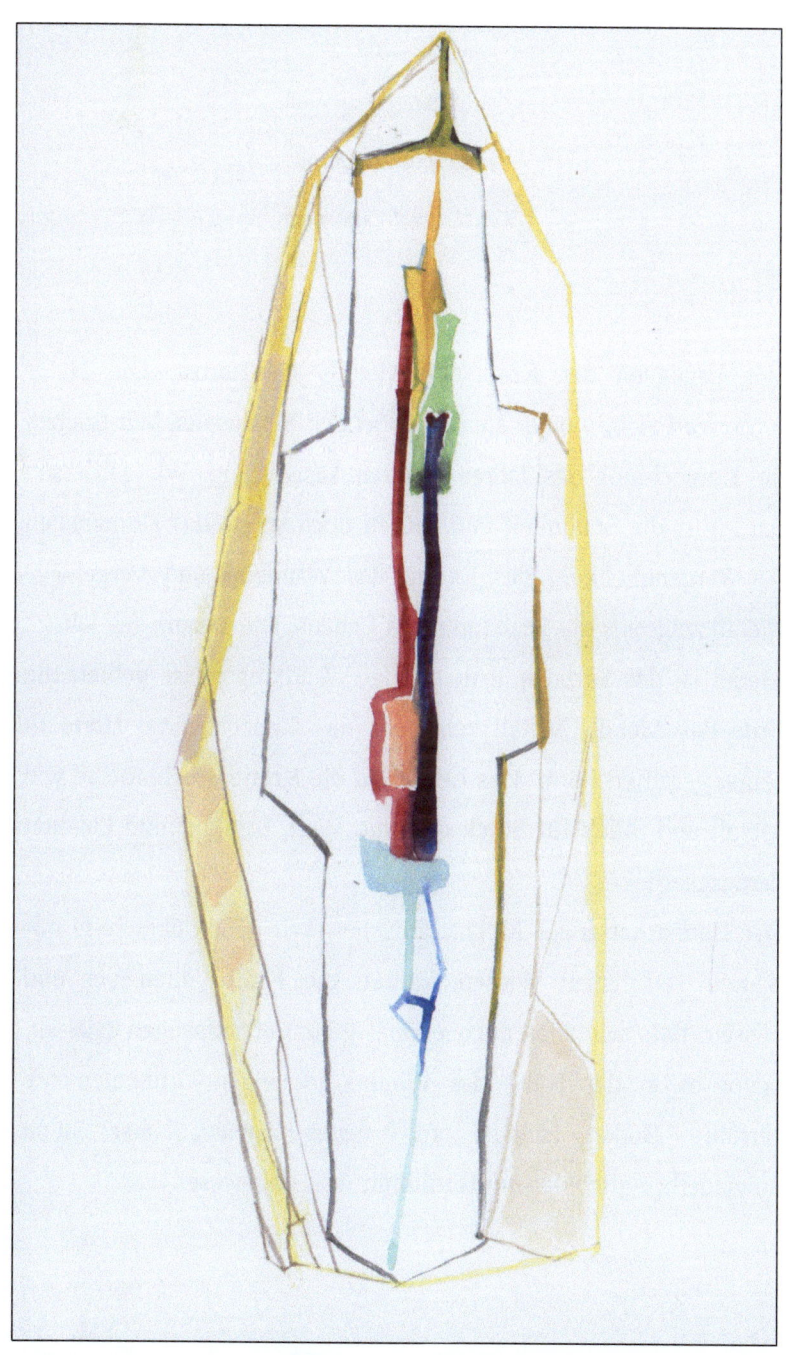

93

Kapitel 3

Metall

Lunge und Dickdarm

Kanzler und Entsorger

Wir begegnen der Kraft des Metalls im Herbst. Die Natur präsentiert sich in einer atemberaubenden Schauspiel. Wir erleben die Entwicklung des Jahres in ihrer Auswirkung. Wir geniessen die Fülle, die Schönheit und spüren doch schon das Herannahen der Vergänglichkeit, des Endes, des Wandelns und Vergehens. Metall zeigt uns die Strukturen des Lebens. Die Essenz des Jahres. Metall ist das Salz der Erde. In der Wandlungsphase gebiert die Erde das Metall. Metall zeigt uns das Konzentrierte, Harte in seiner gereiften Form. Das Leben hat die Kräfte geschmolzen wie Metall und Stück für Stück geformt. Wert, Struktur und Qualität herausgearbeitet.

Der Herbst hat etwas Melancholisches. Wir gehen über reife mit Samen versehenen Wiesen, spüren die Kräfte intensiver und wissen, dass wir alles noch einmal ganz tief aufsaugen müssen, bevor es in der Kälte des Winters in seinen Grundelemente zerfällt, Boden schafft für neues Leben, aber auch unwiederbringlich das mit fortnimmt, was dagewesen war.

Es ist wie eine Liebe, die sich dem Ende oder der Erstarrung nähert und so birgt das Metall die Gefahr in sich, das wir versuchen diesen Zustand einzufrieren. Das Ende aufzuschieben, es zu verheimlichen. Es kostet Kraft und Mut, sich dem Fluss des Lebens anzuvertrauen und anzuerkennen, dass alles in einem ständigen Wandel ist. Es kostet Kraft und Mut, das los zulassen, was nicht mehr stimmig ist. Dabei stirbt eventuell etwas, was wir gerne vermeiden möchten.

Sich zu erinnern und darauf zu vertrauen, dass auch dieser Prozess im Leben dazugehört und nach der tiefen Einkehr des Winters, das starke Besinnen auf das Wesentliche und Reflektieren der erhaltenen Früchte, der Frühling wiederkommt. Der Frühling mit seinem Neubeginn. Dann hat sich die Spirale, das Schneckenhaus des Lebens, auf eine neue Runde, ein neues Rad ein geschwungen und bereist dieses voller Neugier.

Doch erst gilt es noch einmal bewusst im Herbst die Früchte einzusammeln, die Wurzeln einzulagern, die Samen zu ernten. Die Essenzen herauszufiltern, die die Grundlage dafür sind, das die nachfolgenden Zeiten ein gutes Fundament haben.

Der Herbst sollte eine Zeit sein, die wir intensiv wahrnehmen, uns in ihr und dem geforderten Tun treiben lassen. In einer heiteren Gelassenheit das einsammeln, was es zu ernten gilt und das stehen lassen, was zu viel ist oder nicht erhalten werden kann. Im tiefen

Wissen, dass das Zurückgelassene zerfällt und die Bausteine bildet für das Neue. Den Kompost. Die neue Erde.

Das Metall birgt die Gefahr zu verhärten, einzufrieren, spröde zu werden und brüchig. Wir können hier im Alten hängen bleiben, in der ewigen Erinnerung oder im Bedauern des Vergangenen. Wir können dadurch nicht in die transformierende Kraft des Winters eintauchen und unterbrechen oder blockieren den Fluss des Lebens.

Der Metallprozess enthält die Gefahr, dass der Verlust den Willen zum Leben erstickt und wir aus der Trauer keinen Weg mehr zurückfinden. Doch es ist wesentlich den Sprung zu wagen. Nach der Reflektion einzutauchen in das Neue. Das Wasser und die Tiefe des Winters willkommen zu heißen und die Grundlage für dessen Geburt zu liefern.

Es birgt die Gefahr, das wir uns zwanghaft in Ordnung und Struktur verlieren und diese uns die Spontaneität und Flexibilität des Lebens nimmt. Es kann aber auch sein, dass wir durch einen Mangel die Essenz, das Wesentliche, herauszuziehen oder durch die Schwere, die das Herauskristallisieren mit sich bringt, nicht in den Schatz der Konzentration kommen und zerstreut, wirr und chaotisch dem Leben und seinem Fluss hilflos ausgeliefert sind.

Herz und Lunge sind eng beieinander. Die Lunge ummantelt und beschützt das Herz. Sie geben jede auf ihre Weise den Rhythmus vor und dieser sollte synchron sein. So können wir die Kraft der Lunge, des Atmens, bewusst steuern oder unbewusst geschehen lassen. Durch die bewusste Atmung können wir unser Herz beruhigen und unterstützen. Mit dem Zwerchfell können wir die Bauchorgane sanft massieren. Über eine bewusste Atmung können wir tiefer neue Luft und Inspiration aufnehmen und mit dem Ausatmen Altes und Verbrauchtes ausscheiden und die hier liegende Kraft der Reinigung intensiv nutzen.

Die Lunge ist in der westlichen Sichtweise wesentlich, um den Leben spendenden Sauerstoff aufzunehmen und Kohlendioxid und andere verbrauchte Gase aus zuatmen. Sie bekommt unsere Aufmerksamkeit bei vielen akuten Infekten, die sich in den Atemwegen häufig als Erstes zeigen.

Wir wissen, das der Atemrhythmus ein Viertel des Herzimpulses sein sollte. Doch es gibt kaum Schulungen, bewusst diese Kraft zu nutzen und zu reflektieren, wie eigentlich der eigene Atemrhythmus ist. Fällt es mir leicht ein zuatmen und den Bauch gefüllt sich heben zu lassen? Fällt es mir leicht aus zuatmen und alles Alte gehen zu lassen? Der Bauch sinkt ein und es bleibt eine Leere zurück. Spüre ich, wenn ich ganz flach atme, weil ich angespannt oder aufgeregt bin?

Wie häufig singen wir und bringen durch die verstärkte Atem- und Lungenbeanspruchung und den damit verbundenen Klangräumen alles zum Resonieren und Vibrieren?

Die Lunge entspricht in der Chinesischen Sichtweise dem Kanzler oder Staatsminister. Das heißt, sie setzt pragmatisch die Instruktionen des Herzens um. Sie hat Macht zu regieren und übernimmt die strukturellen Verordnungen und Gebote. Sie dient dem Größeren und ist gefordert, ihre Stimme so zu erheben, dass sie gehört und geachtet, aber nicht gefürchtet und gemieden wird.

Ihr Impuls breitet sich wie eine Welle über den ganzen Körper aus und führt dazu, dass jede Zelle des Körpers synchron mit den anderen schwingen und dennoch auch seinem eigenen Rhythmus folgen kann. Sie sorgt dafür, dass alle sich mit dem gesungenen Lied identifizieren können und ihren Teil dazu beitragen, dass es gut gesungen werden kann.

Sie hört allen anderen Ministern zu und bringt deren Aussagen in eine Struktur, die sie mit den vermittelten Essenzen der Kaiserin abgleicht. Sie analysiert und strukturiert, verfeinert und ordnet, um den Klang so klar und rein wie möglich auszusenden. Die

Botschaften so zu vermitteln, dass sie gut umgesetzt werden können. Es eine Freude ist, sie zu empfangen und ihnen zu folgen.

Wenn wir das Bild eines glücklichen Kaiserreiches zeichnen, dann bekommt die Lunge von einem Kaiser klare Bilder übermittelt. Das Herz hat die Kraft gut mit dem Dao verbunden zu sein und sich selbst und seinen Weg klar zu erkennen und beschwingt neue Impulse geben zu können. Die Lunge kann daraus und aus den anderen aktuellen Lageberichten ein Lied entwerfen, was die Kraft des Herzens verkörpert und diese Verbindung als Schallwelle in den Körper schickt, so dass alle sich zugehörig fühlen und beschwingt mitsummen.

Bekommt der Kaiser jedoch keine reinen Informationen zugespielt und ist sein Palast deswegen mit Arbeit und anderweitigen Schwingungen belegt, ist es schwer für ihn den rechten Pfad zu finden. Er weiß, dass er eine große Verantwortung hat und dass es wesentlich ist, den richtigen Weg zu gehen, aber es gibt so viele mögliche Wege und auf ihnen allen sieht er Hindernisse oder plötzlich scheinen viele verlockend. Die Schwingungen, die er daraufhin an die Lunge, an den Minister, weitergibt sind widersprüchlich und haben zum Teil verwirrende Tonmuster. Der Kanzler kann nicht leicht und beschwingt sein Lied herausströmen lassen. Seine Lunge weit dehnen und zusammenziehen. Er ist gehemmt, ob er das Lied richtig interpretiert hat oder ob es nicht vielleicht doch falsch ankommt oder gesungen wird. Er wird zunehmend leiser oder zögernder. Die Massage und Welle, die von ihm ausgeht, ist nicht mehr so durchdringend, belebend und tief. Sie erreicht nicht mehr jede Zelle und auch die anderen Berater verlieren zunehmend das Vertrauen in seine Kraft oder fordern mehr Rhythmus. Der Kanzler ist so mit dem richtigen Lied und der Herausarbeitung aller essentiellen Informationen beschäftigt, dass er sein sonst so schön durchrhythmisiertes Leben zunehmend vernachlässigt. Die wunderschönen Gewohnheiten und Rituale, seine musischen Übungsstunden, die er so genossen hat, werden immer kürzer. Einmal entwickelt er Vorbehalte, noch mehr Informationen aufzunehmen und blockiert deren freies Einströmen. Das andere Mal ist er wieder ganz irritiert was er loslassen soll. Es scheint ihm alles noch nicht so recht ausgewertet. Er ist ja noch längst nicht fertig mit der Sortierung. Schmeißt er jetzt etwas raus, war es vielleicht etwas Wichtiges. Essentielles. Er blockiert die Ausatmung.

Die Lunge freut sich über Rhythmus. Klare Tagesgewohnheiten in denen alle wesentlichen Bausteine des Lebens ihren Raum finden und wir sowohl Zeit haben zu Essen, als auch unserem Atem zu lauschen, als auch synchron mit dem Atem unseren Körper zu bewegen und zu dynamisieren, als auch Rituale einzubauen, die tief zu uns gehören und uns wesentlich erscheinen. Die Lunge freut sich über gewohnte Muster. Es ist aber auch wichtig, das ihre ordentlich veranlagte Struktur immer mal wieder der Spontaneität überlassen wird und sie Neues, Unbekanntes und Herausforderndes in ihren Alltag integrieren muß. Die Lunge neigt zur Unflexibiltät und Starre und darf immer wieder vom freien Herzen mit neuen Klängen impulsiert werden.

Verlauf des Meridians

Der Lungenmeridian tritt unter dem Schlüsselbein an die Oberfläche und läuft an der innenliegenden Außenseite den Arm entlang und über das Handgelenk zum inneren Daumenballen und dessen inneren Nagelpfalz.

Der Lungenmeridian gehört zum Hand – Tai Yin und ist mit Milz/Pancreas zu einem großen Fluß verbunden.

Affirmation

Begib Dich in Meditationshaltung oder setze Dich so auf einen Stuhl, daß Deine Beine hüftbreit geöffnet sind und Deine Wirbelsäule aufrecht nach oben gestreckt ist. Deine Haltung sollte gerade, aber nicht steif sondern entspannt sein. Schließe die Augen. Spüre wie die Luft in Deinen Körper strömt. Wie Dein Bauch sich langsam hebt und mit frischer Luft füllt und diese dann langsam wieder herausfliessen läßt. Komme zur Ruhe und in eine innerliche Konzentration und Wahrnehmung.

Nimm Kontakt auf zu deinem Lungenbeamten. Deinem Kanzler. Wie sieht er aus? Was für eine Ausstrahlung hat er im Moment? Welche Themen beschäftigen ihn? Welche Informationen bekommt er von der KaiserIn? Ist er ruhig und souverän? Welche Lieder und Töne kommen über seine Lippen? An welchen Gedanken bleibt er immer wieder hängen? Welche Informationen blockieren und sollten eigentlich losgelassen werden? Welche Idee vom Leben gibt es? Ein vertrauensvolles Ausbreiten der Schwingungen und Töne in die Weite? Oder eher ein eng zusammengezogenes, verhaltenes Beobachten? Wie beeinflusst Vergangenes das jetzige Sein? Konnte das Erlebte wiederum gut verdaut und verwandelt werden. Hat es eine tiefere Erfahrung dadurch gegeben? Oder wird diese Erfahrung als Glaubenssatz für das folgende Leben angewendet? Hemmt sie es dadurch? Schmälert dies unser Vertrauen? Sind wir verwirrt? Können wir unsere Zellen und Landschaften mit einer gleichförmigen Melodie ins Schwingen bringen?

Nimm dir Zeit, den Fragen Stück für Stück und in aller Ruhe nachzugehen. Laß vor Deinem inneren Auge Bilder entstehen? Welche Gefühle lösen sie in Dir aus? Fühle und spüre nach?

Und nun stelle Dir vor, welche Ausstrahlung Deines Kanzlers Du schön finden würdest? Welche Energie würde Dir erlauben ein neues Erleben Deines Körpers zu erfahren? Achte auf Deine Begrenzungen, die auftauchen und dagegen reden. Auf die Anteile die Zweifel, Mißtrauen und Verkleinerung in Dir wecken? Woher kommen Sie? Wann wurden sie geboren und sind sie gute Mediatoren oder boykottieren sie eigentlich Dich und Deinen Kaiser?

Atmung steht für Freiheit, für Verwandelung, für Ausdehnung und Einströmen. Eine gute Atmung ermöglicht eine tiefe Entspannung, ein Eintauchen in sich selbst und darin können wir Stärke und Souveränität erfahren. Wir können uns tief mit der Erde verbinden und in einer tiefen Atmung und einem guten Stand Verwurzelung und Urvertrauen erleben und wachsen lassen.

Stelle Dich locker hin. Die Beine sind hüftbreit auseinander, die Knie sind leicht eingedrückt und reichen nicht über die Zehenspitzen. Lass Deine Handflächen vor dem Herzen sich in einer Gebetshaltung finden und verharre dort einen Moment. Begrüße innerlich das Universum, dann Dich und Deinen Kaiser und sende ihm ein liebevolles Lächeln. Dann schiebe Deine Hände nach vorne und lasse sie in Deiner Vorstellung durch ein warmes Meer gleiten. Sind sie ausgestreckt, lass sie die Schwimmübung beenden und sich am Rücken wieder zusammenfinden. Dort streichen sie kurz Deine Nierenlager und schieben sich an deinen Hüften vorbei wieder nach vorne. Nun lass sie locker, angewinkelt an Deinen Seiten verharren, die Handflächen öffnen sich entspannt zum Boden. Die Daumen zeigen nach unten. Atme tief ein und aus. Spüre Deinen Atem. Spüre Deinen Stand. Bleibe mindestens fünf Minuten in dieser Position. Gerne auch mehr.

Wird es für Deine Beine zu anstrengend, kannst Du leicht Dein Becken bewegen oder kurz Deine Beine nach oben und unten strecken. Stell Dir eher vor, Du sitzt auf einem imaginären Barhocker und verstellst diesen in seiner Höhe. Ziel ist es ganz in diesen Moment einzutauchen. Sich zu sammeln. Seine Energie zu bündeln und aus dem äußeren Sturm in eine innere Haltung der Stille zu finden. Deine Wirbelsäule ist dabei gerade aufgerichtet und dein Steißbein zieht wie ein Gewicht nach unten. Deine Fuß- und Handinnenflächen können wie Magnete Kontakt aufnehmen mit der Erde. Wenn Du es beenden möchtest, komme wieder in einen aufrechten klaren Stand. Lege Deine Hände für einen Moment auf den Bauchbereich unterhalb Deines Nabels. Stell Dir vor, wie sich hier die gemachte Erfahrung der Stille und Kraft speichern läßt. Bedanke Dich still und voller Vertrauen für Dein Sein beim Universum.

Diese Übung lernte ich bei einer QiGong-Lehrerin kennen und sehr schätzen. Sie ist in eine Annäherung und Einladung zu mehr.

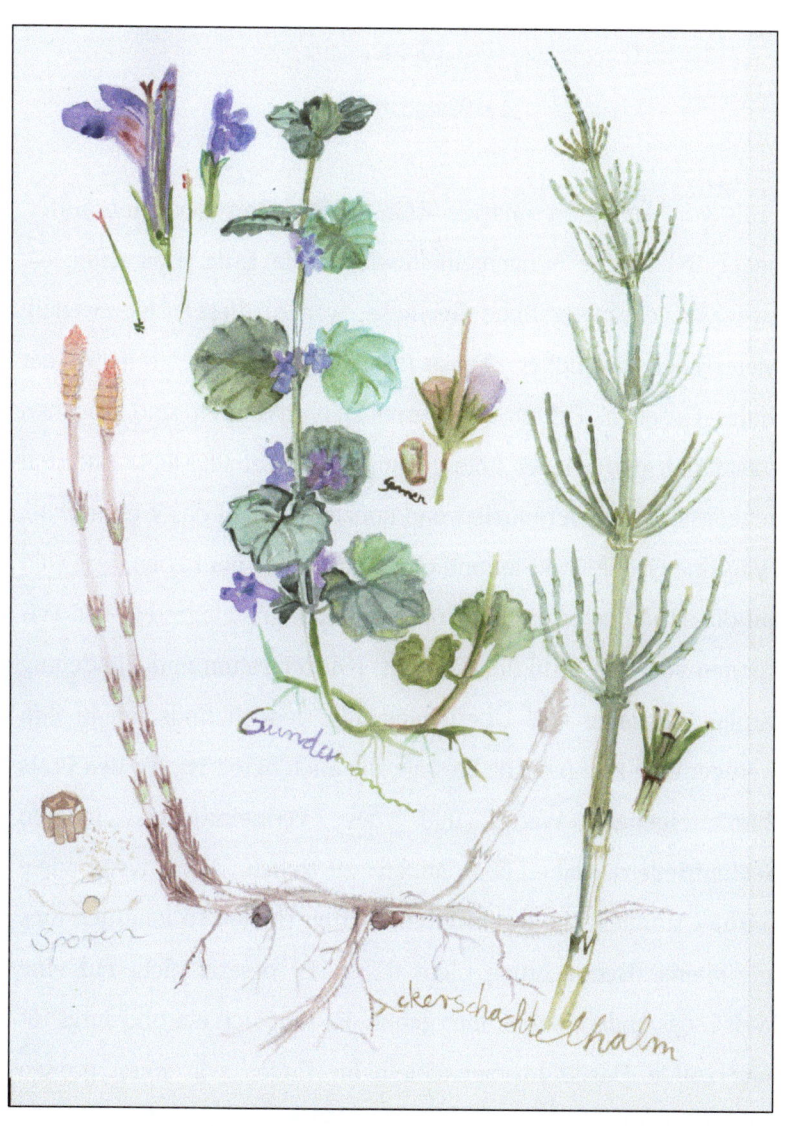

Samen

Gundermann

Sporen

Ackerschachtelhalm

105

Früh vor Anbeginn unserer Zeit, in der Zeit der Dinosaurier, bedeckten riesige Schachtelhalmwälder die Erde. Das heute ca. zwanzig Zentimeter hohe Gewächs, war zu dieser Zeit zwanzig Meter hoch und höher. Diese Pflanze ist also alt. Uralt. Sie hat vieles Gesehen. Erlebt. In Tausenden von Jahren sind Epochen entstanden und wieder untergegangen. Er hat überlebt. Hat sich angepasst. Hat sich reduziert und konzentriert auf das Wesentliche. Hat seine Größe und Stellung eingetauscht für ein Leben, was sich auf die aktuellen Situationen und Bedingungen eingestellt hat. Wir können von ihm Struktur, Klarheit, Konzentration und Bündelung lernen. Ausdauer und Überlebenswille. Jedoch finde ich in ihm weniger eine kriegerische Gestalt, die auch bereit ist, für den Preis ihrer eigenen Werte und des vermeintlichen inneren Seelenfriedens, dabei über andere zu gehen. Auch wenn viele Gärtner stöhnen, die ihn in ihrem Garten finden, so kann ich dies aus meiner Beobachtung nicht teilen. Er besetzt nicht auf eine Weise, das andere dabei untergehen. Er fügt sich ein und sorgt für eine solide Basis. Im Schachtelhalm finden wir einen großen Lehrmeister für unsere heutige Zeit. Er kann mit Informationen umgehen und die Kraft des Siliciums, der Kieselsäure, nutzen. Sie ist entscheidend für die richtige Struktur, die richtige Übermittlung, für die Ästhetik oder Abgestimmtheit in Form. Wir befinden uns heute in einer Silicium-Ära, wo Informationen den Raum und das Leben bestimmen und ein Höchstmaß davon auf uns einrieselt, in unterschiedlichen Frequenzen und Dichten. Dabei ist es eine große Herausforderung bei sich zu bleiben und seinen Weg zu finden. Wir wollen nicht nur über Wasser bleiben, sondern eigentlich auch die Schwimmrichtung vorgeben und es ist mehr den je entscheidend, das wir über der Anpassung an die Gegebenheiten des Momentes nicht unsere Orientierung und vor allem auch unsere Werte verlieren. Die Menge an Informationen kann uns davon abbringen, in die Tiefe zu lauschen. Sich Zeit zu nehmen zur Reflektion und für die Innenschau. Wir sind mehr den je herausgefordert in unsere Mitte zu finden. Uns selbst nicht zu verlieren. Nicht unterzugehen und auf der Strecke zu bleiben. Wir sind gefordert über uns selbst heraus zuwachsen und das nicht im Äußeren sondern im Inneren. Unsere Zeit lädt uns ein neue Antworten zu finden und in uns die Kraft zu entwickeln, eine Einladung zu werden, kollektiv aus dem Kriegstrauma herauszufinden und zu einer neuen Einheit, zu einem neuen Erkennen des Fremden zu finden. Der Einheit in der Vielfalt.

Der Schachtelhalm kann uns dabei unterstützen. Er ist ein Überlebenskünstler und dennoch ein Zen-Meister der Stille, Demut, Bescheidenheit, der Kraft und Stärke.

Kieselsäure ist überall, im Sand genauso wie im Sternenstaub. Sie weckt in uns eine feine Antenne die, in der Erfahrung der Ruhe und Einkehr, das Entdecken unserer All-Verbundenheit möglich macht. Mit der Kieselsäure gehen wir in stille Kommunikation mit dem Universum. In dieser Zwiesprache können wir herausfinden aus den alten Verirrungen und den Raum und die Offenheit für neue Denkmuster öffnen.

Acker-Schachtelhalm – Equisetum arvense

Familie: Schachtelhalmgewächse / Equitaceen

Pflanzenteile: Sommertriebe – bei dieser Art lassen sich die einzelnen Glieder abziehen und bilden Krönchen

Wirkung: strukturierend, blutreinigend, blutstillend, entzündungshemmend, harntreibend, tonisierend

Nutzungsmöglichkeiten:

Gewebe: hohe Konzentration von Kieselsäure u. Mineralien stärken schwaches Bindegewebe und geschädigte Strukturen

Anwendung: am Besten Kaltauszug über Stunden oder ein kurzes Köcheln und langes ziehen (mehr Lösung) für Haut, Haare, Sehnen, Bänder,Gewebe, Venen

Blase: fürschwache Blase oder gereizte Schleimhaut durch häufige Entzündungen (gerne lange trinken)

Lunge: besonders nach langem, schwächendem Infekt

Heilung: schlecht heilende Wunden, Eiterungen, Offene Beine und Geschwüre (außen als Pulver super)

Vorsicht bei geschädigter Nieren- und Herzkraft; regt evtl. zu stark an und beansprucht damit die geschwächten Organe zusätzlich

Gewebepflege

50 g Schachtelhalm   50 g Brennessel   50 g Hagebutte

3 – 4 EL/Liter über Nacht kalt ansetzen, morgens bis zum Siedepunkt erhitzen und dann noch 15 Minuten ziehen lassen – über den Tag verteilt trinken

Eine dicke Schicht Schnee liegt auf meinen Blättern. Auf diese bin ich stolz. Sie sind wie kleine Handteller, mit vielen gleichmäßig rhythmischen, runden Halbmondkerben. Manche sagen sie sehen aus wie kleine Eichblätter. Auch unter der Schneeschicht sind die meisten meiner Blätter grün.

An eine rankende Perlschnur gereiht, lasse ich sie vorwärts wachsen. Manchmal sogar in zwei Richtungen gleichzeitig. Jetzt natürlich nicht, dazu fehlt noch die Kraft der Sonne – die Wärme und das Licht. Aber bald, wenn der Schnee geschmolzen ist.

Ich wohne hier auf einer lebendigen halbschattigen Wiese. In der Nähe ist eine nette Familie von Menschen und neben mir sind liebe Freunde – die Schlüsselblume, der Ehrenpreis und die Nelkenwurz. Ich umranke sie, bedecke rings den Boden rings, passe mich an Lücken an.

Ich bin nicht so fest verankert wie diese, wurzele nur leicht in der Erde. An meinen Ranken sind viele kleine Wurzelausläufer, die ich nach Bedarf in die Erde treiben kann.

Wenn ich losgerissen werde, vertraue ich darauf, bald wieder Boden unter meine Füße zu bekommen. Das ist auch eine wichtige Errungenschaft!

Ich habe Vertrauen und gebe das auch gerne weiter.

Ich mag meine Heimat und möchte auch da bleiben, aber ich kann mich auch anpassen.

Ich wachse dann einfach ein bißchen schneller, bin kreativ und probiere ein wenig, wo es paßt.

Meine Blätter sehen übrigens auch aus wie kleine Lungenbläschen oder Bronchien. Ich helfe auch wirklich gerne in diesem Bereich. Sorge dafür, dass mann/frau/kind oder tier voller Vertrauen aus- und einatmen kann. Ich schmeichle diesem Bereich. Sorge dafür das alles schön harmonisch läuft, sich nichts verkrampft oder gar aus einer inneren Schwäche heraus abbaut, an Substanz verliert.

Auch weiter unten im Darm kann ich ähnlich harmonisierend wirken. Alles entspannt sich und die Galle kann besser fließen.

In meiner kleinen Heimat wirke ich ähnlich. Ich schaffe Frieden und Harmonie, gleiche aus und kann kontrollierende Naturen befrieden.

Frieden und Gleichgewicht ist mir ein wichtiges Anliegen.

Der Mond oder die Mondin ist mir eine wichtige Schöpferin. Wenn sie so schön und rund am Himmel steht, zieht es mich in meinem hellblauen Kleid nach oben. Ich bewege mich dann rhythmisch auf und nieder, töne und klinge über meinen Lieben. Singe ihnen ein Schlaflied oder gehe mit ihnen in Resonanz.

Ja, ich möchte mich ausdrücken, möchte mich mit anderen klingend verbinden. Eher wie ein plätschernder, säuselnder Bach. Es geht mir um die Entdeckung, um die Reise. Aber es geht mir auch um das Ankommen.

Hier sein. Miteinander wirken.

Ich kann auf all jene friedvoll wirken, die sich getrieben fühlen. Die es schwer haben in ihrer inneren Leichtigkeit Wurzeln zu schlagen. Vertrauensvoll ja zu sagen und ihr eigenes Lied erklingen zu lassen.

Ich bin ein ausgewogenes Wesen und doch leicht und verspielt. Ich wärme Dich, aber ich bin nicht feurig. Ich kühle Dich, aber ich bin nicht kalt! Ich entfache Inspiration und Kreativität.

Der Schnee ist zwischenzeitlich geschmolzen. Jetzt geht es los. Wachsen. Ranken. Sich ausdehnen. Meine kleinen schönen Blüten aus meinen Blattachsen rauswachsen lassen.
Wer ist schneller? Frau Primel oder ich. Die Bienen warten. Sie brauchen Nektar.

Gundermann – Glechoma hederacea

Familie: Lippenblütler

Pflanzenteil: blühendes Kraut oder Blätter

Wirkung: zusammenziehend, leicht entkrampfend,
schleimlösend, wundheilend, verdauungsfördernd,
schleimhautstärkend, entzündungshemmend

Nutzungsmöglichkeiten:

Bronchien: die ätherischen Öle u. Gerbstoffe lindern Husten,
Auswurf u. Entzündung

Darm: sanfte Begleiterin, gerade auch bei Themen des
(Selbst-/Ur-)Vertrauen, übererregte Schleimhäute

Gewürz: einheimisches Gewürzkraut; gleiche Familie wie
Basilikum, Oregano, Thymian, Bohnenkraut, ...
hilft Eiweiße und Informationen zu verdauen

Blase: eine schöne Blasenstützerin – bei Angst- oder
Streß-/Sorgenblasenreizungen – v.a. Urtinktur

Heilung: innerlich und äußerlich bei schlecht heilenden
Wunden, eitrigen Hautproblemen, Pickeln,..

Darmkraft:
30 g Gundermann   20 g Ringelblume   40 g Schafgarbe
30 g Engelwurz/Hagebutte (Zubereitung siehe Anhang)

Der Dickdarm ist der Yang-Funktionskreis, der der Lunge zugehörig und unterstellt ist. Er unterstützt sie, damit ihre Funktion besser gewährleistet ist.

In der westlichen Sichtweise ist der Dickdarm am Ende der nahrungsaufnehmenden Hohlorgane. Alles was nicht über den Dünndarm in die Pfortader und zur Leber geführt wurde, hat sich weiter und weiter bewegt und im Dickdarm noch einmal konzentriert worden. Nun sollte regelmäßig, der sonst unbewusst zusammengehaltene Muskel sich melden und eine bewusste Entspannung mit Öffnung und darauf folgende Entleerung erfahren. Passiert das nicht, konzentriert sich das zu Entsorgende noch weiter, wird noch weitere Flüssigkeit in den Körper aufgenommen und damit evtl. auch Substanzen, die uns nicht gut tun. Das zu Entsorgende wird schwerer beweglich und kommt nicht so leicht in Schwung. Auch der Dickdarm ist ein rhythmisches Organ und an eine Peristaltik gebunden. Eine funktionierende Zwerchfellmassage ist auch hier nicht unwichtig und unterstützt die Synchronizität.

In der chinesischen Sichtweise ist die Tageszeit von 5 bis 7 Uhr dem Dickdarm zugeordnet und viele verspüren hier den morgendlichen Drang und sind rhythmisiert. Sind wir unterwegs oder haben zu dieser Zeit keinen Raum dafür oder sind nicht entspannt, meldet sich der Muskel nicht. Übergehen wir öfters seinen Impuls oder können uns dennoch nicht so entspannen, weil wir uns nicht geborgen fühlen, verzögert sich die Entsorgung weiter und es sammelt sich immer mehr aus dem Rhythmus gekommene, konzentrierte Masse.

Das Loslassen und Reinigen ist eine wesentliche Funktion. Auch wenn wir dies nicht zu den hervorragendsten Leistungen zählen und uns diese Seite von uns eher unangenehm ist, ist sie doch unentbehrlich für ein funktionierendes System. Ihre Irritation häuft Kollateralschäden an und andere Entgiftungsinstanzen, z.B. die Haut oder die Nasenschleimhäute müssen zur Unterstützung herangezogen werden. Hauterkrankungen wie Neurodermitis, Psoriasis oder Akne werden oft über den Dickdarm-Beamten angesprochen. Jedoch auch Allergien sind häufig ein Zeichen, das zu viele Fremd-Einflüsse in den Körper aufgenommen wurden und die Balance dafür nicht mehr gewährleistet ist. Ein sinnvolles Gleichmaß ist hier anzustreben und das Immunsystem kann über die ausleitenden Funktionen des Dickdarms gut unterstützt werden.

Trauer sollte nicht zu lange aktiv den Körper hemmen, sondern sich langsam wandeln und nach einer Phase, in der die Emotionen frei fließen konnten, sich wieder zu einer neuen Ruhe und Ausrichtung wandeln. Nicht durch fließende Emotionen herausgelassene Trauer birgt die Gefahr der emotionalen Verhärtung und länger andauernder, unter Umständen verzehrender Blockierung des Lebens.

Ein gesundes System ist in Balance von Aufnehmen und Abwehren, Hereinlassen und Ausscheiden, sich öffnen und wieder zu machen.

Am Dickdarm-Beamten können wir den Grad unserer Entspannung und inneren Rhythmik erkennen. Wir sind scheinbar verletzbar in dieser Situation der Öffnung und wollen dabei das höchste Maß an Intimität. Die Abstimmung und Zusammenarbeit der Muskeln ist ein sich wechselseitiges Wahrnehmen und in Einklang bringen.

Der Dickdarm-Beamte bildet auch die Grenze zwischen Innen und Außen. Er versorgt in seinem Leitbahnverlauf auch die Nase und so können wir ihn mit einbeziehen, wenn wir die „Nase voll haben" und der Geruch eines anderen uns in Abwehrbereitschaft bringt. Dies können wir prüfen und den feinen Sinnen unseres Dickdarm-Beamten vertrauen.

„Die Qualität des Metalls ist Gerechtigkeit. Es nimmt von dort, wo zu viel ist und lenkt dorthin, wo zu wenig ist" ein Zitat aus den *Wandlungsphasen der chinesischen Medizin von Lorenzen/Noll.*

Das Trübe hat sich hier zusammengefunden und sollte nun alsbald losgelassen und ausgeschieden werden. Der Dickdarm ist der Entgifter par excellence. Er bringt in Bewegung, räumt auf, schmeißt raus.

Verlauf des Meridians

Der Meridian beginnt am äußeren Nagelpfalz des Zeigefingers und verläuft diesen entlang über die Tabakmulde zum Handgelenk und da an der Außenseite des Unterarmes, gegenüber dem Lungen-Meridian, bis zum Ellenbogen und von da weiter bis zur Schulter und den äußeren Schlüsselbeinrand. Hier geht sie weiter bis zum Hals und überquert diesen schräg, um in der Nähe der Halsschlagader von unten in das Gesicht zu gelangen und dort über den Kiefer und den äußeren Mundwinkel, schräg unter der Nase hindurch, am anderen Nasenflügel in ihrem äußeren Verlauf zu enden. Der Dickdarm-Meridian verbindet sich dort mit der in der Nähe entspringenden Magen-Leitbahn, der am zweiten Zeh endet. Gemeinsam bilden sie den Fluß Yang Ming.

Affirmation

Begib Dich in Meditationshaltung oder setze Dich so auf einen Stuhl, dass Deine Beine hüftbreit geöffnet sind und Deine Wirbelsäule aufrecht nach oben gestreckt ist. Deine Haltung sollte gerade, aber nicht steif sondern entspannt sein. Schließe die Augen. Spüre wie die Luft in Deinen Körper strömt. Wie Dein Bauch sich langsam hebt und mit frischer Luft füllt und diese dann langsam wieder herausfliessen läßt. Komme zur Ruhe und in eine innerliche Konzentration und Wahrnehmung.

Fühle in Dich hinein! Wie geht es Deinem Dickdarm? Wie erlebst Du Rhythmus und Verbundenheit? Kannst Du gut loslassen? Wie läßt Du mental los und wie körperlich? Was bringt diese Funktion zum Stocken? Oder läuft sie zu schnell? Versuchst Du über das permanente Loslassen auf der körperlichen Ebene eine andere Ebene zu entlasten? Wie geht es Deiner Nase? Wie geht es generell Deiner Entgiftung? Fühlst Du Dich gut durchlässig und in einer Balance von Aufnehmen und Ausscheiden?

Stell Dir Deinen Dickdarmbeamten, als einen mit einem Gefährt durchs Land fahrenden Kompostierer, vor. Er sammelt alles ein und befragt diejenigen nach den genauen Details seiner Fracht. Welche Themen müssen bei der Verstoffwechselung berücksichtigt werden? Wird dem Fahrer Achtung und Interesse entgegengebracht? Bleibt Raum für eine hinreichende

Kommunikation? Was wird ihm mitgeteilt? Kommt er rechtzeitig oder verspätet? Woran liegt das?

Folge dem Kompostierer zu seinem Reich. Wie sieht es dort aus? Gibt es viele wohlgeschichtete Komposthaufen und viele unterschiedliche Gefäße mit Fermentationshilfen und Auszügen zur Unterstützung. Stelle Dir vor wie, in diesem Prozeß der Verkompostierung, Altes Stück für Stück aufgeschichtet wird und über einen regulierten Feuchtigkeitsprozeß in eine Metamorphose eintritt. Es wird zerlegt in seine Urbestandteile und viele Millionen Bakterien nehmen teil an diesem riesigen Informationsaustausch. Es findet in Zeit, Ruhe und Dunkelheit eine Verwandlung statt und es entstehen hier die Bausteine für neues Leben, für die nächste Runde. Für Biogärtner ist der Komposthaufen ein wichtiger fast heiliger Ort des Gartens. Er ist pure Meditation. Altes verliert seine Bedeutung, Bewertung, seine komplexen Muster. Es interessiert noch nicht das Morgen und auch nicht das gestern Gewesene. Es ist stilles gegenwärtiges Sein und damit auch der Raum für eine tiefe Verbindung.

Der Dickdarm-Entsorger ist nicht ohne Grund der unterstützende Arm des Kanzlers. Durch sein außer der Zeit sein, sollte er die Kraft und Souveränität für den Moment mitbringen. Die Ruhe und Gelassenheit.

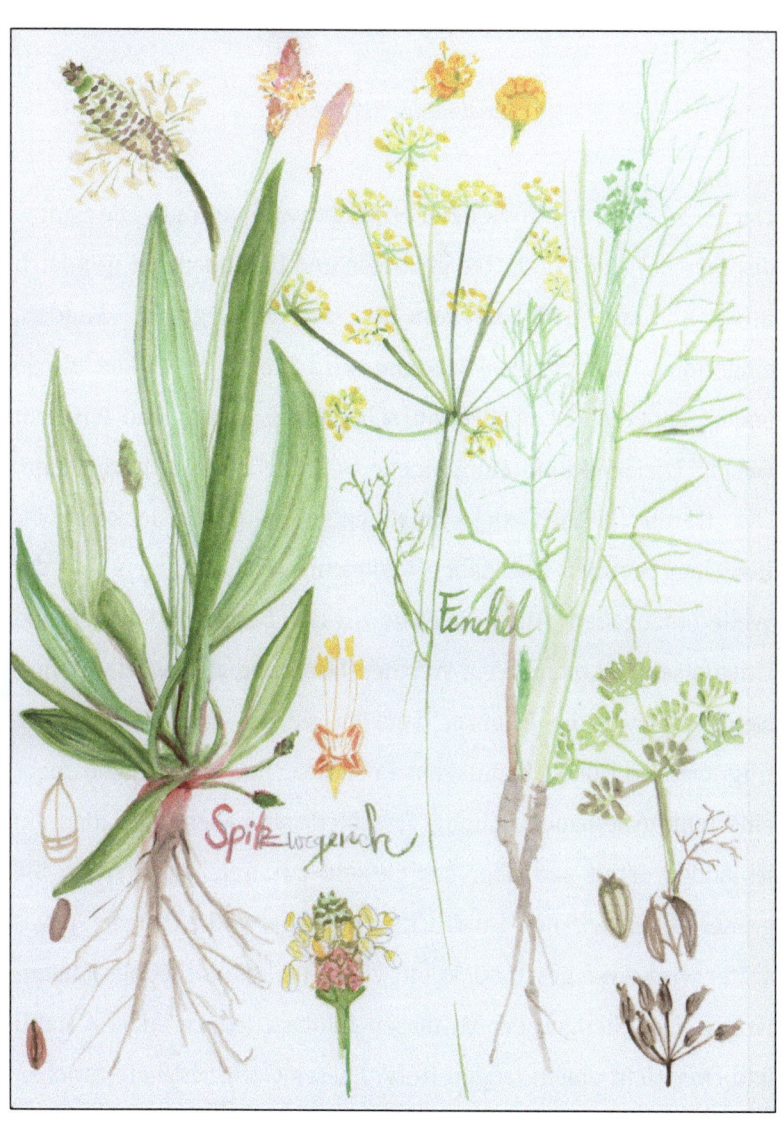

Fenchel

Spitzwegerich

Fenchel

Wärmende Weichheit

Der Fenchel ist uns in vielerlei Hinsicht wohl vertraut. Die Samen des Fenchel werden als Tee genossen und besonders bei grippalen Infekten und Magen-Darm-Beschwerden gerne Kindern eingeflösst. Er schmeckt süß und wird braver getrunken als so manch anderer Tee. Außerdem schmeichelt er uns und unserem Bauch. Die im Mund empfundene Süße geht weiter nach unten. Die Därme können sich tiefer entspannen und lockerer ihr Liedchen summen. Sie haben vielleicht mehr Vertrauen sich der Welle hinzugeben. Auch die Säfte fliessen besser. Blähungen und Unwohlsein bekommen ein Wärmepflaster und alles wird weicher. Betrachten wir die Pflanze, dann ist sie die Erscheinung einer filigranen und doch kompakten Federboa. Ihre Blätter sind mehr eine feine Aneinanderreihung verschiedener Fäden und laden ein jemanden damit zart über das Gesicht zu streichen. Werden Sie größer haben wir den Eindruck einer Federwolke. Wieder etwas später wird diese geschmückt mit vielen Dolden zartgelber Blüten-Kreise. Der Stengel, der zu diesen führt ist jedoch äußerst stabil und entspricht einem langen Rohr. Dieses Gerüst ist unterbrochen von einigen Gliederübergängen und innen hohl oder leicht gefüllt mit einer markigen Substanz. Die Wurzel selbst ist eine starke weiße Pfahlwurzel, die kraftvoll in der Erde ruht.

Der Fenchel ist kein starkes Abführmittel, aber durch seine wärmende Quelle und sein zartes und sanftes Erscheinen und Streicheln, hilft er uns auf tiefe Weise. Er strahlt Gleichmut und Geborgenheit aus, Wärme und Annahme. Er beruhigt die aufgebrachte Leber und unterstützt uns emotionale Anspannung los zulassen. Er betört unsere Sinne und entführt uns dadurch in den Bereich des Parasympathikus, wo die Hauptenergie eben zur Verdauung und nicht in den Kopf fließt. Er lädt uns ein zum Loslassen und einfach nur Sein.

Über diese Entspannung können wir in eine tiefere Atmung gelangen und unsere Bauchorgane mit dem Zwerchfell wieder verstärkt massieren.

Wir finden im Fenchel eine starke solide Kraft um die Arbeit des Dickdarm-Beamten zu unterstützen, zu ehren und zu würdigen. Wir sprechen diesem auf diese Weise unseren Dank aus und entscheiden uns nicht dafür ihn durch starke Mobilisierung zur Arbeit zu verpflichten. Es ist eher ein Vertrauen und Innehalten, die eine kontinuierliche Arbeit dieses Beamten ermöglichen sollte und auch ein Wertschätzen seiner meditativen Haltung. Vor allem aber auch seiner direkten Spiegelung unserer inneren Verfassung. Der Dickdarm und seine Loslassfunktion kann uns auf seine Art mitteilen, das wir uns mehr Zeit zum Innehalten gönnen sollten oder mehr Rhythmus oder mehr Pausen zum Reflektieren oder generell unsere Ernährung überdenken und nicht nur viele gute Gewürze wie gerösteten Fenchel mit einbauen dürfen, sondern auch so Leckereien wie Fenchelgemüse, was einer gezüchteten Verdickung des Wurzelaustriebes in Form einer fleischigen Knollzentrierung entspricht und neben den schönen ätherischen Ölen, die sogar im Blatt enthalten sind auch noch viele Faser- und Ballaststoffe mitbringt. Mineralien sowieso.

Fenchel – Foeniculum vulgare

Familie: Doldenblütler / Apiaceen

Pflanzenteile: Früchte (Blätter, Knolle, Wurzel)

Wirkung: entkrampfend, schleimlösend, blähungswidrig
                  verdauungs- und stuhlfördernd, kräftigend
                  entspannend, antibakteriell

Nutzungsmöglichkeiten:

Darm: Bauchschmerzen, eingeklemmte Blähungen,
                  Völlegefühl, lahme Peristaltik – es wird weicher,
                  entkrampft, gelockert – Dauerspannung löst sich

Magen: bei Übelkeit, Appetitlosigkeit und Schmerzen mit
                  Tee / Tinktur für Magensäfte/Schleimhäuteschutz

Frauen: bei schmerzhafter Unterleibsbeschwerden; auch
                  als Ölauflage mit verdünntem äth.Öl/Auszug
                  fördert die Milchbildung und gibt Kraft dafür

Babys: gehört meist mit zu den ersten Getränken
                  Teil des klassischen 4 Winde Öl bei Schreibabys

Erkältung: bei festsitzenden Schleim oder Krampfhusten

Entkrampfg.:   wirkt auf Gallengänge, Verdauung, Bronchien,
                  Nierengänge, Herzkranzgefäße

Magentee
je 20 g Ringelblume; Fenchelfrüchte angestossen; Schafgarbe;
         Wegwartenwurzel   + 5 g Hopfenzapfen

Ballastlöser

Es ist klar, das Spitzwegerich und Flohsamen oder Hirschhornwegerich nicht die gleiche Pflanzenart sind, aber sie gehören der gleichen Familie an. Den Wegerichgewächsen.

Die Kraft, die der Flohsamen mitbringt, finden wir auch in etwas geringerer Form in unserem Wegerich und so möchte ich diese Beiden verbinden.

Der Spitzwegerich ist ein klassisches Wiesenkraut und seine zarten Blätter können sehr gut getrocknet und genutzt werden für die Unterstützung unserer Bronchien. Er löst den Schleim und bringt ins Fließen. Er kühlt im oberen Erwärmer gestaute Hitze. Er unterstützt die Ausscheidung, der im Schleim gebundenen Abfallprodukte und macht diesen dünnflüssiger. Er hilft Entzündungen in den Schleimhäuten abklingen zu lassen. Diese können nicht nur im Bronchial- und Lungenraum auftreten, sondern auch in der Darm- oder Blasenschleimhaut. Überall, wo es zu einer übersteigernden Erregung und dadurch zu einer zu hohen Reibung gekommen ist, wird die Schleimhaut übermäßig beansprucht. Diese Intensität kann sie nur eine bestimmte Zeit aufrecht erhalten. Durch die Hitze oder durch die

Auseinandersetzung mit Fremdkörpern werden aus deren Gewebe Mineralien entnommen. Dadurch verliert sie zusätzlich Funktionsmaterial.

Der Wegerich beruhigt und nährt diesen Prozess. In den Blättern von Spitz- oder Breitwegerich finden wir Kräfte und Mineralien, die gestörtes Gewebe wieder strukturieren können. So enthält der Wegerich auch Zink, der für die Wundheilung und die Anregung vieler enzymatischer Prozesse eine wichtige Funktion darstellt. Es sind jedoch auch Iridoide, Gerbstoffe und Flavone am Wirken, die nicht nur ein gutes Fließen ermöglichen, sondern auch wieder zusammenziehen und aufgedröselte oder aufgequollene Faserstrukturen verdichten können. So wie wir es in der Nasenschleimhaut erleben, die einerseits supertrocken, andererseits so aufgequollen sein kann, das wir nicht mehr durch die Nase Atmen können. An dieser Schleimhaut sehen wir eine gestresste Reaktion aller Schleimhäute. Der Wegerich hilft daher überall da, wo diese aus ihrer Mitte geraten sind. Der Samen des Wegerichs schmeckt frisch nach Pilzen und ist getrocknet eine Quelle für eine reiche Konzentration an Ballaststoffen. Lassen wir ihn in Wasser quellen, kauen ihn gut und trinken auch so reichlich, vergrößert er sich in unserem Darm und schafft durch dessen Ausdehnung mehrere positive Effekte. Die uns wohlgesinnten Darmbakterien lieben Ballaststoffe und so füttern wir eine Kolonie in uns, die unser Darmwand stärkt und somit unser Immun- und Nervensystem stabilisiert und dafür sorgt, das nichts Unerwünschtes in den Körper hinein gelangt. Ausserdem kommt es durch diese Inhaltsvergrößerung zu einer Stimulierung der Wände und deren Dehnungsrezeptoren. Die werden dann im besten Falle aktiv und lösen peristaltische Impulse aus, wodurch wir uns erleichtern können.

Wegerich – Plantago lanceolota/major/afla

Familie: Wegerichgewächse/Plantagaceen

Pflanzenteile: Blätter, Samen

Wirkung: erweichend, entzündungshemmend, wundheilend, schleimlösend, antibakteriell, blutstillend, entgiftend, leberunterstützend, antiviral

Nutzungsmöglichkeiten:

Bronchien: zu Stärkung u. Aufbau der Schleimhäute während und nach Infekten, lockert den Schleim, baut auf

Insektenstich: beliebtes 1.-Hilfe-Pflaster bei Mücken- und zur Not auch Wespenstichen, bei Schürf-/ Schnittwunden, wundgelaufenen Füssen od. Ähnlichem – das Kauen öffnet die Poren + Speichelenzyme

Pilzinfekt: bei Candida u. pilzartigen Flechten innerlich und äußerlich als Spülung, Teeauflage, Wickel (< Fett)

Leber: positiven auf Lebergewebe, unterstützen bei Leberschwäche oder starker Beanspruchung

Immunsystem: stärkt u. Unterstützt, auch bei viralen Prozessen mit bei Gürtelrose, schlechtem Papp u. Co.

Darm: Schleim- und Ballaststoffe, stabilisierend, gute Regulierung der Darmausscheidung

Loslass-Tee
50 g Spitzwegerichblätter   50 g Wegwartenwurzel
50 g Engelwurzwurzel

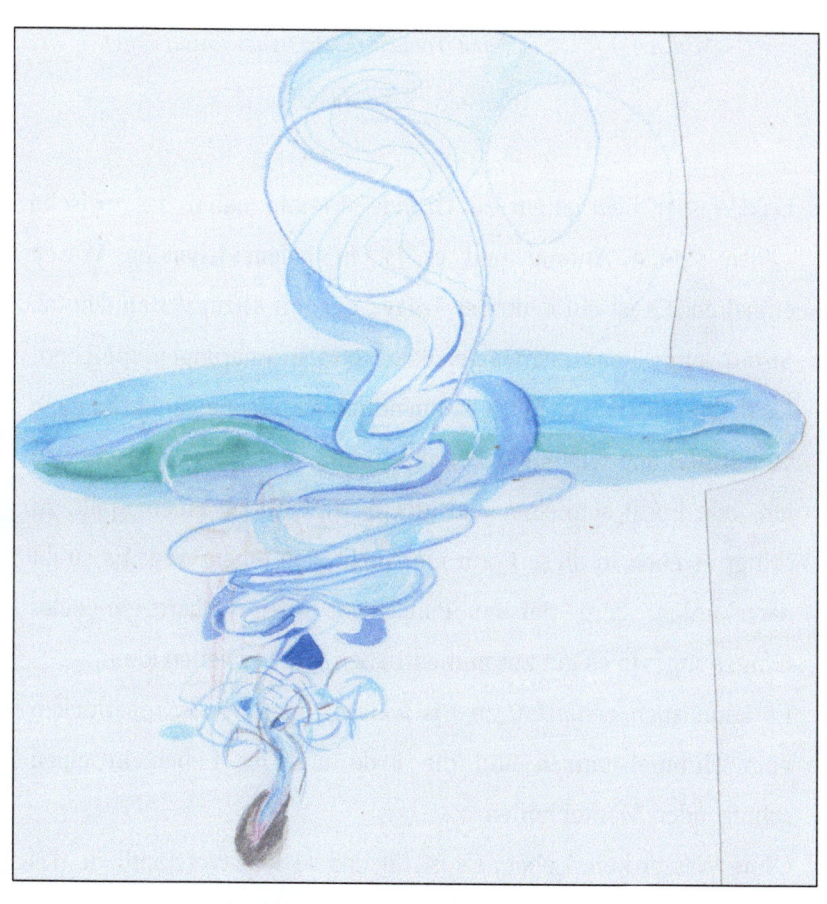

Kapitel 4

Wasser

Niere und Blase

Ministerin für Arbeit und Freizeit & Die Wasserbeauftragte

Ministerin der Balance

Das Wasser liegt allem zu Grunde. In ihm nahm das irdische Leben seinen Anfang und es ist in jedem lebenden Wesen enthalten. Es ist ein neutraler Träger, der mit allem verbunden ist, Strom leiten kann, schwingen kann und Erinnerungen speichert. Das Wasser in seiner Form ist unendlich anpassungsfähig. Es kann verdunsten und wie ein Nebel alles umhüllen. Es kann flüssig sich um jede Form schließen und gibt es eine Ritze, einen Spalt, so dringt es eben in diese Form ein, sucht sich einen Weg. Es strebt nach unten, zum tiefsten Punkt hin oder verharrt in einer Umgebung, wo es gut zusammenfließen und verweilen kann.

Es kann auch erstarren, zu Eis werden oder wie Schneeflocken vom Himmel tanzen und die Erde und ihr Leben in einen schützenden Mantel hüllen.

Ohne Wasser kein Leben. Es ist für uns so selbstverständlich, das wir ihm meist weniger Beachtung und Dankbarkeit widmen. Wir spüren jedoch seinen Wert sofort, wenn es nicht mehr so direkt zur Verfügung steht. Dann erfahren wir seine Essenz.

Wenn wir in einem See schwimmen, fühlen wir uns getragen und sind eingebettet in ein anderes Sein. Es entspannt uns und erfrischt uns, spült die Last des Tages von uns ab und bringt uns zur Ruhe. Wasser ist unendlich weich und anpassungsfähig und doch ist es der Stoff, der Hartes verwandeln kann und umformend wirkt. „Steter Tropfen höhlt den Stein". Ausgewaschene, umspülte Felsen erzählen lange Geschichten des Aufeinandereinwirkens und schaffen schöne Formen in der Natur.

Die Tiefe macht uns bisweilen Angst und eine Sintflut kann die Ernte zerstören oder ein gebrochener Deich die Grundlage des Lebens entreißen. In der Kraft des Wassers finden wir ein Leben bedingen und erschaffen, genauso wie bei einem Zuviel oder durch eine mangelnde Kontrollierbarkeit, einen sehr intensiven Wandel bzw. einen zerstörenden Impuls.

Wasser ist schwingungsempfänglich und in einem gefrorenen Tropfen an der Fensterscheibe oder unter dem Mikroskop können wir das jeweilige Feld des Wassertropfens sehen. Es kann wundervolle symmetrische Formen annehmen oder gestört und hässlich wirken. Sicher fast Einjeder, der vor die Wahl gestellt wäre, das eine oder das andere Wasser trinken zu können, würde sich für ein schönes Wasser entscheiden. Wir trinken jeden Tag Wasser und fragen uns selten, wie wohl seine Schwingungsstruktur aussieht, obwohl es uns doch jeden Tag umgibt und großen Einfluss auf unser Wohlbefinden haben könnte.

So ist es auch eine wundervolle Erfahrung, aus einer Quelle zu trinken und nicht nur die Erfrischung zu spüren, sondern ein wenig auch den jeweiligen Ort und seine Energie dadurch zu schmecken, in sich aufzunehmen. Es kann ein Gefühl der Verbundenheit und des unspezifischen Kraftzuwachses auslösen.

Im Sommer in der höchsten Zeit des Jahres gehen unsere Gedanken auf Reisen und es gibt für Viele nichts besseres, als den Urlaub an einem Meer oder zumindest an einem See zu verbringen. Wir können eintauchen, uns treiben lassen und dem Spiel der Wellen zusehen. Auch wenn uns dies vielleicht nicht bewusst sein mag, ist es eine Form der Meditation und wir finden in ihr die Ruhe und die Kraft, uns neu auszurichten.

Das Wasser lädt uns ein, ihm auf den Urgrund zu folgen. Es fließt nach unten ins Tal, füllt den See und fließt dann weiter als Bach, immer dem Meer zu.

Die Zeit des Wassers ist die Nacht und der Winter. Es ist die Zeit, wo alles zur Ruhe kommt. In die Stille. In die Tiefe. In die Dunkelheit. In die Einkehr. Es ist die Zeit, die benötigt wird zum bewussten Innehalten. Es ist wichtig aktiv zu sein, aber es ist auch wichtig Pausen einzulegen. Ansonsten treibt das Leben voran und verbraucht unsere Lebensenergie viel zu schnell. In dieser Raschheit liegt außerdem die Gefahr der Oberflächlichkeit oder des Getriebenseins. Ein bewusstes Betrachten des Sinnes und dessen was man tut, findet zu wenig Raum. Wir können nicht auf eine tiefe Weise die gewonnenen Erfahrungen verdauen und sortieren. Es birgt die Gefahr, das die Verfeinerung, die Reife, dadurch ungenau wird. Wir brauchen die Winterzeit. Die kleinen Phasen des Sterbens und tiefen Loslassens im Leben, um zu reflektieren was war, um die Essenz zu sammeln und zu verdichten. Wir brauchen Sie, um uns neu auszurichten, das Wesentliche zu erkennen und dem Herzen diese Essenzen vermitteln zu können. Herz und Niere werden geprüft um die Erfahrungen des Lebens zu meistern, nicht immer wieder die gleichen Prozesse zu durchlaufen, sondern in der Tiefe neue Lösungen finden zu können.

Das Wasser und die Stille, die innere Einkehr, spiegeln die Kraft der Meditation. In ihr suchen wir die innere Zentrierung und aus dieser heraus das Öffnen des Zwischenraumes. Meditation kann uns helfen, zu uns selbst zu finden, Frieden zu spüren, im inneren Frieden zu sein, die Waage aus der Bewegung des Lebens heraus langsam wieder in eine ruhige Balance zu bringen.

Meditation kann uns aber auch verbinden mit dem was ist, kann uns helfen uns wieder an die Quelle anzubinden, kann uns Erfahrungen schenken, in denen wir das Leben in einer ganz neuen Weise spüren. In allen alten Weisheitslehren gibt es ein kollektives Erbgedächtnis, ein Urwissen, das uns auf eine nicht analytische Weise zugänglich sein kann. In der Meditation können wir uns in Demut mit dieser Kraft verbinden und aus dieser Verbindung richtungsweisende Impulse für unseren Weg erhalten. Wir vertrauen unserer Intuition und damit dem Leben und Sein und seiner zirkulären, systemisch verbundenen Logik.

Und schließlich quillt in der Dunkelheit und Tiefe der Samen auf. Saugt sich voll mit Wasser. Mit Essenz. Gestaltet sich. Entwickelt sich. Um dann aufzubrechen und seine Keimfinger auszustrecken. Sein Potential ans Licht zu bringen.

Ministerin für Arbeit und Freizeit (oder Ministerin der Balance)

In der westlichen Sichtweise bildet die Niere eine elementare Funktion zur Reinigung der Körperflüssigkeiten bzw. des Blutes. Sie filtert Abfallstoffe, Harnsäure und anderes Unerwünschtes in mehreren Gängen heraus, versucht dabei aber möglichst wenig Flüssigkeit und Mineralien zu verlieren. Sie gleicht den benötigten Druck in den Gefäßen dabei mit dem Herzen ab und stellt ein wichtiges Hormon zur Aktivierung der Blutkörperchenproduktion im Knochenmark her. Auf den Nieren sitzen noch zwei Häubchen, die Nebennieren, die wichtige Hormonregulationen wahrnehmen und unter anderem unseren Adrenalin- und Cortisonhaushalt bestimmen. In den Nebennieren finden wir jedoch auch eine wichtige Regulationsinstanz für den Blutdruck. Die Niere gibt ihre Bedürfnisse an das Herz weiter und das Herz an die Niere.

Die Niere selbst sollte immer schön warm sein, dass nicht ihre feinen Gefäße vor Kälte erstarren, ihre Funktion nur eingeschränkt ausgeübt wird oder sich Gries bilden kann.

Die Niere ist wie eine Waage paarig um die Wirbelsäule angelegt. In der chinesischen Sichtweise liegt hier unser Jing-Qi, unsere Lebensenergie. Wir haben einen bestimmten Vorrat an potenzieller, struktiver Lebensenergie mitbekommen. Gemeinsam mit dem aus dem täglichen Leben gewonnenen Qi, der Nahrung und Atmung, bildet es unsere Kraft und Ausdauer. Doch das eingelagerte Qi der Niere ist kostbar und sollte nicht zu schnell verbraucht werden. In diesem Kraftbrunnen schlummert auch unser Potential, unsere Talente und Fähigkeiten. Diese werden Stück für Stück durch die Niere ans Licht gebracht und sollen sich entwickeln und verfeinern. Dieses Potential ist ein sorgsamer Schatz, der nicht vergeudet und vertan werden soll. Die Kraft und Energiereserve der Niere soll ein Leben lang halten und es ist wichtig, diese immer wieder fein abzustimmen und eine Balance zu finden zwischen Schaffenskraft und Regeneration. Auch kreative Energie braucht diese Bündelung und ein Künstler, der ohne Unterlass von dem kreativen Brunnen trinkt, kann plötzlich feststellen, das der Brunnen leer ist und seine schöpferische Kraft versiegt.

In der Nierenkraft verbinden wir den kreativen Funken mit der Verfeinerung des Geschickes und des Handwerkes. Wir entwickeln unsere Talente, so daß wir in immer feinerer Präzision erschaffen können. Das Ziel der Verfeinerung ist es, ohne größere Mühe und mit dem geringsten Krafteinsatz seine Arbeit oder sein Können so effizient wie möglich einzubringen. Es ist ebenso wichtig, bei Gelingen nicht übermütig oder überheblich zu werden, sondern demütig seine Talente in Schönheit anzunehmen und sie zum Wohle des Ganzen einfließen zu lassen.

Der Niere geht es gut, wenn sie von der Erde über die Lungenkraft Nahrungsenergie weitergeleitet bekommt, woraus sie ihre Essenzen, ihre Flüssigkeiten, herstellen kann. Ihr geht es gut, wenn ihre Impulse nach der Suche der Sinnfrage und der damit verbundenen Ruhe und Tiefenschau gehört werden und es im stetigen Tun immer wieder Pausen der Einkehr und Stille gibt. Ihr geht es gut, wenn wir nicht zu extensiv unsere Lebensenergie zerstreuen, nicht zu viel Nächte zum Tag machen, nicht zu ausgiebig den sexuellen Lüsten und ihren Feuerprozessen frönen. Wenn wir energiereiche und ausgleichende Nahrung zu uns nehmen.

Überlebens-Angst und existenzielle Prozesse, lange Entbehrungen oder schockartige Situationen können die Nieren-Energie langfristig irritieren und ihre Kraft zur Bündelung stören. Dies geht uns an die Nieren und so können intensive Ereignisse und Zustände in uns Ängste oder panikartige Phasen auslösen oder dazu beitragen, dass wir Angst haben in die Ruhe zu kommen. Wir wissen, dass dann das Bedrohliche in uns aufsteigt und gesehen, erkannt, eingeordnet und verarbeitet werden möchte. Das ist ein tiefer Prozess und wir haben Angst, uns dabei zu verlieren oder weggespült zu werden von zu viel Schmerz. Also leben wir oberflächlich weiter, sperren das unerforschte, bedrohliche Tier in einen Kellerraum und sitzen fortan auf einer gefühlten Gefahr. Das raubt zusätzlich Energie und verhindert eine wahre Bündelung. Wir haben das bedrohliche Gefühl unsere Lebensenergie, unseren Lebensfunken, scheinbar verloren zu haben. Wir verlieren den Boden unter unseren Füßen, unseren Rückenhalt und unsere Bindung und das Vertrauen in uns und das was Wert hat.

Vielleicht werden wir zynisch oder sarkastisch, ziehen uns zurück, isolieren uns, werden misstrauisch oder wir stürmen vor, versuchen um jeden Preis im Außen nach dem zu suchen, was uns verlorengegangen ist und werfen uns in jeden gesellschaftlichen Fluss ohne zu prüfen, ob dieser wirklich etwas mit uns zu tun hat und uns trägt.

Unser Yin ist verbraucht, das kühlende Wasser zu schwach, um das auflodernde Yang zu bändigen. Angst, Herzrasen, ständiges Redebedürfnis, Vermeidung von Einsamkeit, Schlafprobleme können sich einstellen und uns zusätzlich erschöpfen und ausbrennen.

In unserer heutigen Zeit haben wir fast alle zugesperrte Räume im Keller, denn fast Jeder hat schmerzhafte Erfahrungen machen dürfen, die seine Identität tief erschütterten und eine innere Instabilität bewirken. Außerdem sind wir Erben vieler Kriege mit leidvollen Erfahrungen, die sich in unser kollektives Gedächtnis und auch in die Überlebensmaxime unseres sozialen Umfeldes eingebrannt haben. Als wäre dies nicht genug, leben wir in einer Zeit, in der das gesellschaftliche Strohfeuer von Höher, Schneller, Weiter und die Nichtachtung von der Rücksicht auf die Ressourcen und Wurzelkräfte allgegenwärtig ist und geradezu verlangt wird. Wir werden angefeuert, ständig über uns selbst hinaus zuwachsen und schnell vorwärts zu streben, etwas wert zu sein, etwas zu leisten. Wir fühlen uns schlecht, wenn wir Pausen machen oder nicht mit der Welle schwimmen. Der Unterbau eines spirituellen, naturnahen Verständnisses und einer Sinnsuche und Veredelung ist abhanden gekommen und scheint eher lächerlich oder naiv. Wir sehen vielfältige Irritationen der Erde, sehen die Trennung unserer Verbundenheit und Zugehörigkeit und finden doch selten eine Überprüfung unserer Werte und ein Infragestellen der kapitalistischen Praktik oder einen Ausweg. Unser Herzkaiser ist selten im Dao, sondern meist eher mit dem Überleben oder den materiellen täglichen Realitäten beschäftigt. Das Weiche in seiner formenden Kraft wird nicht geschätzt und gehütet, sondern als selbstverständlich verbraucht. Das geht an die Nieren und führt dazu, dass wir irritiert sind und doch den Grund dafür nicht recht zu greifen bekommen. Die Einkehr und die innerliche Ausrichtung und Anbindung ist die Grundlage eines neuen Bodens.

Ein neues Tal am Fuße des Berges, in dem das Wasser sich sammeln kann und das Gewicht hat wieder in Balance zu bringen. Wir können uns auf Herz und Nieren prüfen und die Kommunikation zwischen den beiden elementaren Kräften wieder anregen. Das Herz schöpft aus dem tiefen Wasser des Nieren-Sees Inspiration, um den richtigen Weg beschreiten zu können und nicht irritiert zehntausend Wege ausprobieren zu müssen.

Verlauf des Meridians

Der Nieren-Meridian beginnt ihren äußeren Verlauf in der Mitte der Fußsohle. Dies ist der tiefste Punkt der Körperlandschaft. Niere 1 ist gleichsam ein wesentlicher Punkt für verwurzelnde Körperübungen und enthält ähnlich wie die Handinnenseiten einen energetischen Kanal mit dem Kosmos, hier v.a. mit der Erde. Der Nierenfluß verläuft weiter über die Fußinnenseite hin zum Knöchel, den sie umkreist und an der Ferse weiter nach oben steigt, über die innere Kante des Wadenmuskels, die Innenseite der Kniekehlen, weiter den Oberschenkel hinauf. An dessen Ende verläuft sie in einem inneren Verlauf über das Steißbein, die Wirbelsäule entlang bis zur körperlichen Niere und weiter aufwärts. Im äußeren Verlauf begegnen wir ihr weiter am Oberrand des Schambeins, etwas seitlich der Körpermittellinie, wo sie nach oben verläuft und dicht am Nabel vorbei bis zum

Brustbein führt, dort biegt sie leicht nach außen ab, um dann ca. zwei Fingerbreit zwischen Brustwarzen und Brustbein weiter bis zum Schlüsselbeinrand zu laufen. Gemeinsam mit dem dort äußerlich in direkter Nähe endenden Herzmeridian bildet sie das Shao Yin.

Affirmation

Begib Dich in Meditationshaltung oder setze Dich so auf einen Stuhl, das Deine Beine hüftbreit geöffnet sind und Deine Wirbelsäule aufrecht nach oben gestreckt ist. Deine Haltung sollte gerade, aber nicht steif sondern entspannt sein. Schließe die Augen. Spüre wie die Luft in Deinen Körper strömt. Wie Dein Bauch sich langsam hebt und mit frischer Luft füllt und diese dann langsam wieder herausströmen läßt. Komme zur Ruhe und in eine innerliche Konzentration und Wahrnehmung.

Reise nun in Dein Becken, zu Deiner unteren Wirbelsäule, Deiner Lende, Deinem Steißbein, fühle Deine Nieren. Spüre Deine Füße und Beine. Wie fühlt sich diese Region an? Kraftvoll? Stark? Mit beiden Beinen stabil im Boden verankert? Spürst Du ein warmes, lavaähnliches Gefühl in dieser Region? Wie ein Magnet, der sich mit dem Lavakern der Erde austauscht?

Oder spürst Du hier eine Kälte? Hast Du vielleicht Schmerzen im unteren Rücken? Sind Deine Füße eher kalt oder warm? Fühlt sich die Region schwach oder stark an?

Stell Dir nun vor Du triffst den Wächter der Nieren. Stell Dir vor du wärst in einer Landschaft mit warmen, fruchtbaren, alles versorgenden Quellen und tief im Inneren der Erde ist ein Höhlenzentrum mit einem großen See potentierte, verdichtete Lava. Außerdem befindet sich in diesem Gewölbe auch eine Quelle, die sich durch den Berg schlängelt und nach oben strömt.

Hier ist die Residenz des Ministers der Balance. Seine Aufgabe ist es, zu dem wasserspendenden Quell, eine Portion Lava hinzu zugeben, die das Wasser dynamisiert und die Wärmequelle des Landes darstellt.

Fühlst Du diesen Quell? Wie geht Dein Minister mit Deiner Lava um? Wie bist Du in der Vergangenheit mit dieser lebendigen, energetisierenden Substanz umgegangen? Wieviel ist noch da? Traust Du Deiner eigenen Urkraft etwas zu? Darf sie frei fließen und sich zeigen oder drosselst Du sie lieber?

Stell Dir Deinen Minister vor, wie er diese Zufuhr erhöht, er sie hochreguliert, es einen besonderen Bedarf gibt, wir eine höhere Dynamik, eine stärkere Belebung benötigen. Was passiert dann? Welchen Auswirkungen hätte das auf Dein Leben und Wirken?

Stell Dir nun vor, Dein Lavastrom wäre schon fast erschöpft, es wird kühler und die Quelle beginnt langsam zu Fließen, ist nicht so lebendig und die Landschaft verdichtet sich eher als das sie erblüht. Die ständige Hochregulation war anstrengend und erschöpfend. Unser Minister ist in Anspannung und fühlt sich nicht gehört. Er hat Angst. Angst vor der Existenz des Landes. Angst vor allen möglichen zusätzlichen Anforderungen. Er wird verzagt. Neigt zu Dysregulationen.

Stell Dir nun vor, es sei Dein Nierenminister, Dein Gewölbe. Wie sieht es hier aus? Ist Dein Lavabecken voll, ist es noch gut gefüllt? Wie fließt Deine Quelle? Sprudelt sie über oder fließt sie ein wenig behäbig und schläfrig oder entwickelt sie einen kraftvollen, dynamischen, gleichmäßigen Fluss?

Wie sieht es oberirdisch aus? Wird die Quelle bewusst wahrgenommen und geschätzt? Hast Du eine blühende Landschaft? Versuchst Du mit der Wärmequelle gut umzugehen und sie zu verstärken und zu halten? Was treibt Dich an? Was läßt Dich ruhen? Kannst Du regenerieren? Dich erfreuen? Glücklich im Hier und Jetzt sein? Ist Deine Landschaft ein blühender Garten, mit vielen Oasen oder eine riesige Monokultur? Sind Deine Bewohner glücklich im Tun oder getrieben oder ausgelaugt?

Im Wacholder finden wir eine Kraft, der tiefen Zentrierung und Wandlung. Er regt unser Nierenfeuer an, führt zu einer stärkeren Erwärmung und Durchblutung des Becken- und Nierenraumes. Er wurde daher von vielen Pflanzenkundigen für eine tiefe Reinigungskur genutzt. Mit ihm können wir Altes ausschwemmen und entfachen eine Kraft des tiefen Umstrukturierens oder Ausscheidens. Der Wacholder darf nicht gegeben werden, wenn bereits eine Entzündungen dieses Bereiches vorliegt und er ist auch eine zu starke Reizung, wenn die Nieren sehr schwach sind oder durch einen lange währenden verdichtenden Einfluß bereits stark von Gries oder Steinen durchdrungen oder in ihrer Filterkraft geschwächt sind.

Die Kraft des Wacholders ist eine tief wirkende und es ist sinnvoll sie bewusst und behutsam zu nutzen. Mit ihr können wir nicht nur alte Schlacken loswerden und unser Bindegewebe reinigen. Wir stärken auch eine Kraft, die uns hilft, die zu gesperrten Kellertüren Stück für Stück zu erforschen. Die Gabe des Wacholders ist es, mit uns auf die Suche zu gehen nach der essentiellen Wahrheit, unserer essentiellen Kraft. Hinter unseren verschlossenen Kellertüren liegt weggesperrte Kraft, liegt verborgener

Seelenanteil, liegt ungenutztes Potential. Im Leben ist es nicht wirklich tief befriedigend einfach nur zu Leben. Es ist auch ein Teil des Genährtseins, auf die Spuren zu gehen nach dem was uns ausmacht, was unser Anteil ist, den wir hier erfahren wollen und können.

Wir können auch die Wächterkraft des Wacholder nutzen. An die Ecken des Grundstückes gepflanzt, bewirkt es einen Schutz und eine Unterstützung des eigenen Kraftfeldes. Wir können die Wacholderdame bewusst einsetzen, um uns auf unserem Weg zu begleiten. Räucherungen mit ihr führen uns in einen Zwischenraum, in dem Altes auf eine tiefe Weise losgelassen werden kann. Eine Verletzung oder ein Trauma, was uns in eine tiefe innere Erstarrung geführt hat, darf nach einer bestimmten Zeit als Kraft wieder geboren werden. Sonst leiden wir zuerst auf eine psychische Weise und später auch auf einer körperlichen Ebene.

Im Märchen „Der Wacholderbaum" von Ludwig Bechstein wird dies sehr eindrucksvoll dargestellt. Wir finden hier überzeichnet viele tiefere Aspekte unseres Seins. In dem Märchen gehen die Protagonisten mit wahren Gefühlen zu dem Wacholderbaum und erleichtern sich dort. Sie stellen im Grunde eine einzige Person da und diese erfährt viel über die unterschiedlichen Aspekte des Menschseins, die zum Teil abgespalten werden, um später in einer verwandelten Form wieder aufzutauchen. Sie gehen auf eine Reise des Erkennens und Betrachtens aus verschiedenen Ansichten heraus. In der Kraft des Märchens werden uralte Themen berührt und auf symbolische Weise betrachtet und gelöst.

Auch wenn wir vielleicht Schwierigkeiten haben, diese in unsere heutigen Sprache zu übersetzen, so können wir doch bestimmte Elemente heraus greifen und auf die alte Erfahrung vertrauen. Die Achtung vor dem Lebensfeuer des Wacholders ist ein alter Bestandteil unserer Kultur und es tut unseren Nieren, unserem Feuer und unserer Verbindung mit dieser Urkraft gut, wieder einen Umgang mit ihr in unser Leben einzubauen. Wir bekommen innere Einsichten und Geschenke. In der Klärung des Nierenfeuers können wir daraus eine neue Kraft und Präsenz gewinnen. Auf diesem Weg hilft uns der Wacholder.

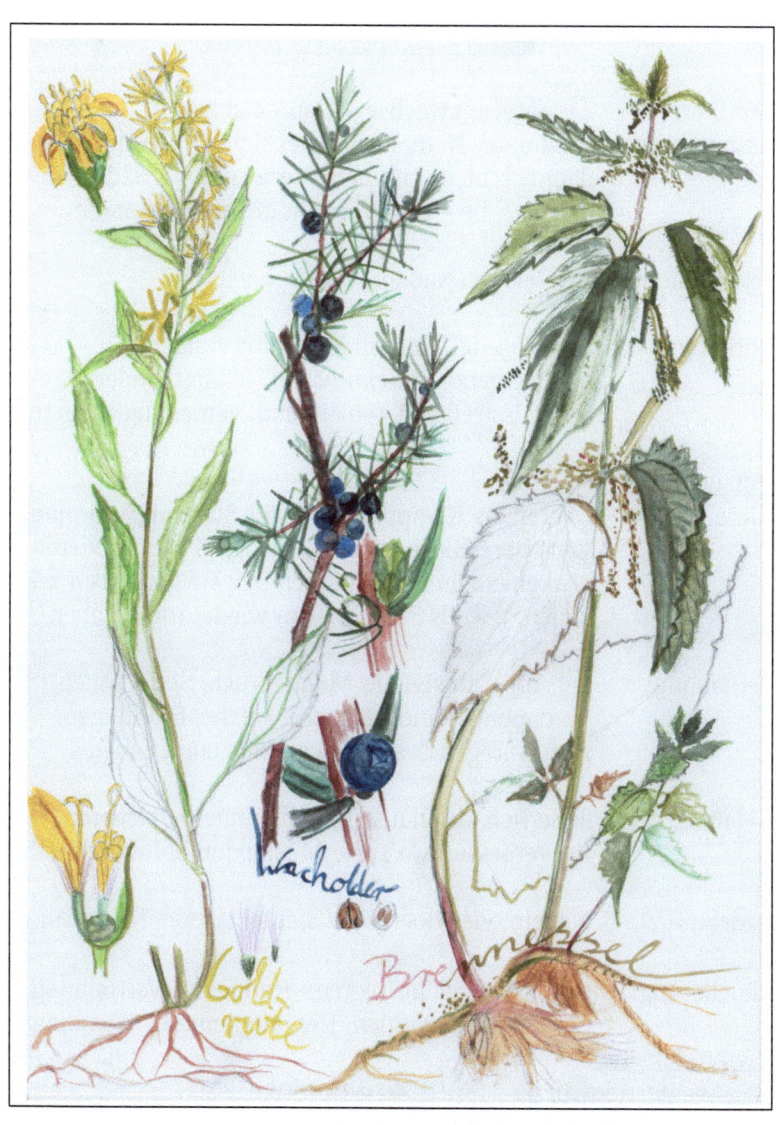

Wacholder

Gold-rute

Brennessel

Wacholder – Juniperis communis

Familie:	Zypressengewächse – Cupressaceen
Besonderes:	steht unter Naturschutz, bei sicherer Bestimmung dennoch nicht sammeln; verwandt mit Sade, Thuja, Eibe – also Vorsicht giftige Verwandte

Pflanzenteile: reife Beeren (Nadeln, Triebspitzen)

Wirkung:	antibakteriell, blutbildend, blutreinigend, harntreibend, schleimlösend, schmerzlindernd, schweisstreibend, tonisierend, verdauungsfördernd

Nutzungsmöglichkeiten:

Niere:	Beeren als Kneipptherapie zur Stärkung/Wärmung von Niere/Blase genutzt - nicht bei akuter Nierenbeckenentzündung - täglich 2x2 steigern bis 4 x 2 kauen, jeweils 3 Tage, dann wieder runtergehen
Verdauung:	bei Appetitlosigkeit, Mundgeruch, Sodbrennen, Verdauungs- und Magenschwäche, Blähungen, zum Anregen des Stoffwechsels und Diabetes
Gelenke:	äußerlich als Ölauszug/Salbe;innerlich Beeren für verbesserte Wärme/Muskeldurchblutung,
Badezusatz:	Nadeln oder Beeren als starker Absud/Teeauszug
Räucherung:	trockene Nadeln/Beeren - Reinigung/Vertreibung belastender Energien, Begleitg. innerer Wandlung

Nierenkraft-Tee

40 g Wegwartenwurzel	40 g Goldrute
20 g angestossener Wacholder	40 g Brennessel

150

In der Brennessel finden wir eine große Heilerin, die uns helfen kann verlorene Kraft wieder zu finden. Diese Stück für Stück wieder auf zu bauen. In ihrer Erscheinung finden wir ein kräftiges Grün, mit herzförmigen Blättern, eine klare Rhythmik und Symmetrie im Aufbau und einen soliden Stengel, ihre Gestalt ist gerade wie ein Pfeil nach oben gerichtet. Ihre Wurzeln sind Ausläufer, die gut verankert in der Erde sitzen und diese mit ihren neuen Armen lockern. Die Brennessel bildet ein Feld und es ist nicht ganz klar, ob sie alle eine Pflanze sind oder ob viele verschiedene Individuen sich hier zusammen geknüpft haben. Wird die Wurzel ausgegraben, finden wir eine starke Verästelung und Verflechtung verschiedener Wurzelanteile. Wollen wir diese Nutzen, finden wir konzentrierte Mineralkraft, die Wasserwege öffnet und Verdichtungstendenzen entgegenwirkt, die männliche Prostata besonders im Alter durchlässig und funktionsfähig halten kann.

Meist jedoch nutzen wir die oberirdischen Teile. Auf den Austrieb ihrer Blätter warten wir im Frühling voller Sehnsucht. Mit ihm können wir den Ballast des Winters aus unserem Körper schwemmen, unsere Lager mit Eisen, Calcium, Magnesium,

Kalium und Kieselsäure füllen. Wir tanken viel Vitamin C und grüne Pflanzenpower und regenerieren was gelitten hat.

Sie bietet einen reich gedeckten Tisch, den sie in ihrer potenten Wuchsfreudigkeit üppig teilt. Doch sollten wir uns ihr achtsam und mit Respekt nähern. Ansonsten erinnert sie uns mit ihren Brennhaaren, das sie durchaus wehrhaft ist!

In der Brennessel finden wir eine aufrechte klare Präsenz, die genau prüft was wirklich Bestand hat und erhalten werden möchte und wo es einer Änderung bedarf. Sie stärkt unsere Aufrichtekraft, unsere Wirbelsäule, unsere Standfestigkeit und Struktur. Sie klärt unser Gewebe und macht es durchlässig. Sie bringt uns in eine feine Schwingungsfähigkeit und damit in eine gute innere Strahlkraft oder Leitfähigkeit.

Ihre kleinen dreieckigen Samennüsschen versorgen uns im Winter mit wertvollen Fettsäuren, mit vielen unterschiedlichen Vitaminen und sind ein wahres Powerpaket. Wenn unsere Nebennieren erschöpft sind oder wir unseren Hormonhaushalt sinnvoll unterstützen wollen, können wir sie nutzen und am Besten im August und September fleißig sammeln.

Für mich ist sie eine ganz große Dame und ich hatte lange ein schlechtes Gewissen, wie ich mit ihr in meinem Garten umgehen soll, da sie dort sehr reich vertreten war. Mittlerweile hat sie eine klaren und großen Raum, wo sie ungestört wachsen kann und ich , wie viele andere Wesen auch, sie nutzen kann. Die Brennessel ist die Futterpflanze für sehr, sehr viele Schmetterlingsraupen und bietet diesen einen reichgedeckten Tisch.

Sie ist eine große Ernährerin und nicht nur in Notzeiten können wir sie nutzen um uns zu stärken. Dabei reinigt sie und vitalisiert sie uns auch gleich.

Sie ist für mich eine große Lehrerin und war lange Zeit, die von mir meistgeachtete Pflanze, die mir als Vorbild und große Weise, viel vermittelt hat. Sie ist reich an Kieselsäure und wir können von ihr lernen, uns mit dem Leben um uns zu verbinden und gleichzeitig klar in Richtung Himmel aufzurichten. Unsere inneren Antennen auf Empfang zu stellen, gleichzeitig weich und offen, aber auch klar und mit einer guten Grenze vor Übergriffen geschützt.

Sie lernt uns Achtsamkeit, Bescheidenheit, Zentrierung und vieles, vieles mehr.

Eine Urtinktur kann uns helfen in Zeiten der Verwirrung und Irritation unsere innere Haltung und Ausrichtung wieder klarer zu finden und beizubehalten.

Brennessel – Urtica dioica

Familie: Maulbeergewächse
Pflanzenteile: Blätter und Kraut, Samen, Wurzeln

Wirkung: durchblutungsfördernd, entzündungshemmend,
                diuretisch, blutreinigend, -aufbauend, blutstillend
                adstringierend, anitödematös, -allergisch, haut+

Nutzungsmöglichkeiten

Bindegewebe: reinigt/kräftigt Knochen, Bindehäute, Haare, Haut

Samen: Powerfood mit B-Vitaminen, Vit. A, D, E, vielen
                Mineralien,... - kräftigt Yin, Blut und Nerven
                täglich 1 Teelöffel Nüsschen über Müsli, Essen

Blätter: Frühjahrsspinat, Pesto und Co. - 14 Tage täglich
                Brennessel vertreibt Wintermüdigkeit
                mein Favorit: Tee aus frischem Grün lange ziehen

Wurzeln: v.a. für Regulation der Prostata und Nebennieren
                (> 50) bzw. wenn Wärmequelle/ Lava erschöpft ist

Begleiterin: Urtinktur - um trotzt der vielen Informationen
                und Einflüsse gut bei uns zu bleiben, eigene
                Grenzen klar zu kennen, dennoch offen zu bleiben

Allgemein: unser Ganzes stärkend, allgemein milieu-
                regulierend, auch alleine und länger nutzbar

Muskel-Tee:

50 g Brennessel	25 g Rosmarinnadeln
20 g Wacholderbeeren angestossen	20 g Steinklee

In der westlichen Sichtweise sammelt die Harnblase über die Harnleiter die konzentrierte Restflüssigkeit, die von der Niere zur Ausscheidung freigegeben wurde. Ähnlich wie beim Dickdarm gibt es hier einen Großteil unbewusst funktionierender Muskeln, aber auch den Übergang zu einer bewussten Regulation. Wir empfinden einen Harndrang und können diesen selbst steuern.

In der chinesischen Sichtweise entspricht die Blase dem Yang-Partner der Niere und ist für die Regulation der Körperflüssigkeiten zuständig. Das bedeutet, daß sie steuert, wie viel Wasser im Gewebe gebraucht wird, ohne dass es überschwemmt oder ausgetrocknet wird. Sie entscheidet, wer wie viel Energie benötigt und wie viel Reserven herausgegeben werden können. Sie spielt eine wichtige Rolle für die Weiterleitung des wärmespendenden, belebenden Flusses und ihr Meridian spiegelt eine große Einsatzbreite wieder. Sie ist mit entscheidend für die Reinheit des Körpers und wenn sie ihre Funktion nicht mehr erfüllen kann, kommt es zur Vergiftung des ganzen Körpers und zu Feuchtigkeitsproblemen. Die Niere ist hier eher mit dem Potential und der konzentrierten Essenz und Kraft verbunden und die Blase für die aktive Regulation. Im Verlauf der

Blasenleitbahn finden wir Bezugspunkte zu allen anderen Organen und so ist der Meridianfluß wie eine große Steuereinheit oder wie ein Kanalsystem, das den Körper durchzieht und aktiv geöffnet und geschlossen werden kann. Durch die heute häufig sehr belastete Erde, den dadurch auch betroffenen Dünndarm und die in ihrer Konzentration eher erschöpfte Nierenkraft, ist die Abfallsituation in unserem Körperreich deutlich schlechter geworden. Die zu säubernden Leitungen nehmen nicht ab bzw. können scheinbar nie ganz gereinigt werden. Im Gewebe und in den Muskel- und Bindegewebstälern sammelt sich immer mehr Müll, der die Funktion und Arbeit der betroffenen Gebiete stört. Wir könnten hier auch von einem übersäuerten Körper sprechen, der zu Rücken- und Muskelschmerzen führen kann, zu arthrotischen Gelenken, gereizten Nerven, Verspannungen aller Art, Wassereinlagerungen, aber auch Kopfschmerzen oder Beeinträchtigung der Sinne wie Schwerhörigkeit. Über die Funktion des Wasserbeauftragten kann viel positive Klärungsarbeit realisiert werden. Ähnlich wie der Dickdarm ist auch er mit der Ausscheidung und dem Loslassen betraut und bei Entzündungen dieses körperlichen Bereiches ist es u.a. wichtig zu schauen, ob eine emotionale Überforderung stattfindet oder hier ein belastendes Thema nicht transformiert werden kann.

Die Energie der Blase ist jedoch auch sehr abhängig von der Nierenkraft und so ist ein schwaches Nieren-Yang auch häufig der Auslöser dafür, das die Blase den Urin nicht halten kann. Der häufige Harndrang ist oft auch ein Milz-Qi-Mangel und es ist hier wichtig beide Bereiche zu unterstützen.

Verlauf des Meridians

Der Blasenmeridian beginnt am inneren Augenwinkel verteilt sich über die Stirn und begegnet am Schläfenansatz dem DuMai, der großen steuernden Leitbahn des Yangflusses. Er geht hier leicht nach außen und läuft dann parallel über den Kopf entlang. Den Du Mai in seine Mitte nehmend und diesem weiter entgegenlaufend. Am Nackenansatz teilt sich der Meridian in zwei Flüsse, die parallel den Rücken entlang hinabfliessen. In der Mitte der Wirbelsäule auch hier das große Yang-Gefäß. Am Rücken, entlang der zwei Blasen-Flüsse gibt es einen Resonanzpunkt zu jedem Organ bzw. Funktionszentrum. Es ist eine intensiv beschäftigte Gegend, die viele von uns aus Verspannungen und Verklebungen der Rückenmuskulatur kennen. Er durchströmt das Becken, trifft hier auch auf den Gallenblasenmeridian und eine Kraftbündelung oder Blockadelösung kann sehr schön bei Lendenschmerzen helfen. An der Rückseite der Beine laufen die Flüsse weiter bis zu den Knien, wo sie gemeinsam über die Wadenmuskeln bis zum äußeren Fußknöchel fliessen und von da an der Außenseite des Fußes bis zur Spitze des kleinen Zehs. Der Blasenmeridian ist damit der längste äußerlich verlaufende Meridian. Er entspringt gemeinsam mit dem Dünndarm in unmittelbarer Nähe und sie beide bilden das Tai Yang.

Affirmation

Begib Dich in Meditationshaltung oder setze Dich so auf einen Stuhl, das Deine Beine hüftbreit geöffnet sind und Deine Wirbelsäule aufrecht nach oben gestreckt ist. Deine Haltung sollte gerade, aber nicht steif sondern entspannt sein. Schließe die Augen. Spüre wie die Luft in Deinen Körper strömt. Wie Dein Bauch sich langsam hebt und mit frischer Luft füllt und diese dann langsam wieder herausströmen läßt. Komme zur Ruhe und in eine innerliche Konzentration und Wahrnehmung.

Stell Dir vor, Dein Körper wäre eine Landschaft mit vielen Gärten, Mühlen, Wasserfällen, Wasseraufzugsystemen, Transportwasser-kähnen. Sie alle wollen teilhaben an dem warmen, dynamischen Flusslauf. Sie alle beanspruchen und benötigen eine gute Steuerung und Verteilung. Wie der Verlauf des Flusses ist, wie lebendig und nährstoffreich er fließt, hängt nicht nur von der Lava-Quelle im Berg ab, sondern auch von den Einspeisungen und Abzweigungen, die während seines Laufes erfolgen. Ist Dein Fluss zu dick fließend oder zu nährstoffarm und kalt? Fließt er eher träge und wird mehr und mehr durch gerinnende, verklumpende Konkremente gestört? Oder ist er lebendig, warm, fruchtbar und ermöglicht spielerisch die Versorgung deines Reiches. Spüre in Deinem Körper nach Orten, wo Du das Gefühl hast, es fließt dort nicht so richtig. Vielleicht tut es dort weh oder es ist ein dumpfes Empfinden oder ein häufig eher kalter Bereich. Vielleicht fühlt es sich steif an oder verkrampft. Stelle Dir vor wie jedes Organ, jeder Minister mit seinem Hoheitsgebiet, umgeben ist von einem Mangrovenwald mit vielen Wasserstraßen oder vielen Gärten mit feinen Gräben. Für das Wohlbefinden des jeweiligen Ministers ist es nicht nur wichtig, das der große Zufluss zu seinem Amt gewährt ist, sondern auch das die Kommunikation und Weiterleitung über die vielen kleinen Wege und Gräben rings um ihn, gegeben ist.

Wo gibt es in Deiner Körperlandschaft Bereiche die besser durchwärmt oder durchspült werden können? Wie sieht es mit dem Abtransport aus von allen verbrauchten Stoffen? Können diese gut abgeholt werden? Ist von der wärmenden, fließenden Kraft noch genug da, um auch das verbindende Wegenetz breit und durchlässig zu halten? Wird die Kraft der Urquelle unterstützt, in dem weitere reine klare Quellen erschlossen werden und ein reger Handel mit der Außenwelt für die Integration hochwertiger Regenerations- und Energiestoffe sorgt?

Wird von Zeit zu Zeit tatsächlich Großputz gemacht und die vielen kleinen und großen Kanäle und Gräben bewusst gereinigt, gespült, unterstützt, von Schlamm und Schlick befreit?

Oder gibt es bereits einige kleine Gräben und Kanäle, die verstopft sind? Wo nur noch ein dünnes Rinnsal oder gar nichts mehr fließen kann?

Stelle Dir eine wunderschöne Landschaft vor. Vielleicht erinnert sie ein wenig an eine Mischung aus Venedig und den Reisfeldern Vietnams, viele freie Gräben und Flüsse ermöglichen eine gute Versorgung, ein üppiges Wachstum, ein angenehmes Klima und frohe Bewohner. Was bräuchte Deine Landschaft um ebenso üppig und blühend zu sein?

In der Goldrute finden wir eine Kraft, die lichte, gute Struktur in unsere Körperlandschaft bringt. Sowohl die Echte als auch die Kanadische Goldrute können für ein besseres Fließen, für die Ausschwemmung von alten Schlacken und zur Drainage von angestauten Bereichen genutzt werden. Mit ihrer eigenen Wärme und Leuchtkraft sorgen sie nicht nur dafür, dass die Flußlandschaft wieder freier befahrbar ist, sondern sie bringen auch eine Belebung und Befruchtung des Ufers mit sich. Sie stärken einen erschöpften Blasenbeamten und greifen diesem in seiner Tätigkeit unter die Arme. Ihre Blüten sind wie viele kleine Sonnen und die in ihr enthaltenen ätherischen Öle, bilden zusammen mit den, das Fließen unterstützenden, Saponinen und zarten Bitterstoffen eine schöne Grundlage, um beschattete und unterversorgte Regionen wieder heller und lichter zu machen. So ist auch ihre Anwendung in der Wundheilung und auch in der Krebsbegleitung zu verstehen. Schlecht versorgtes, verdichtetes Bindegewebe oder verwundetes, gestörtes Gewebe brauchen eine gute Reinigung und Drainage der Verbindungswege und feinen Flüsse und Kanäle. Wo dies nicht mehr gegeben ist, kommt es zu Entzündungen durch Müllanhäufung, zu Unterversorgung und Zelluntergang oder Entartung. Die Goldrute spült uns mit einer warmen Sonnenkraft den Weg frei und sorgt dafür das auch der gesicherte Abtransport gut erfolgen kann. Ihre wärmende, durchleuchtende Kraft versorgt auch die anderen Organe besser und wird für eine Heilung, Kräftigung und Belebung einer geschwächten Darmflora genutzt. Das Wesen der Pflanze ist daher eine verbindende und erhellende Kraft. Wenn ein Bereich aus dem Schatten zurück in den Anschluß an das Ganze kommt, wird dadurch eine Verbindung wieder hergestellt. Ein Teil unserer Kraft wird aus der Isolation zurück in die Vollständigkeit gebracht. Dies hat auch einen positiven Einfluss auf unsere Gefühle und Stimmungen. Eine Körperlandschaft in der die Wege verstopft sind, kann auch nicht voll von positiver Lebensfreude und Dynamik sprudeln. Informationen fließen langsamer und träge. Altes Verbrauchtes braucht lange ehe es umstrukturiert wird und so kann Verarbeitetes auch nicht angemessen losgelassen werden. Isolation und Gestautes entsteht. Die Goldrute kann uns als Tee oder Urtinktur helfen, aus einem gestauten, blockierten, zweifelnden und getrennten Fluß zurück zu finden in ein gemeinsames, alles verbindendes, Fließen. Sie ist wie eine Sonne, die Licht ins Dunkle bringt. Wie eine Taschenlampe, die Schattenbereiche aufspürt und gerade deren Integration ihr ein Anliegen ist.

(Echte/Kanadische) Goldrute – Solidago virgaurea/canadensis

Familie: Korbblütler/Asteraceen
Pflanzenteile: blühendes Kraut (Wurzel)

Wirkung: wundheilend, blutreinigend, umstimmend,
                  entgiftend, nierenspülend, entzündungshemmend,
                  harntreibend, steintreibend, krampflösend

Nutzungsmöglichkeiten:
Blase/Niere: bringt Licht und leichte Wärme in diese Region,
                  stärkt und verbessert die Versorgung; schwache
                  Blase/Niere, kaltes Becken, Gries-/Steinbildung,
                  Entzündung, Rückenweh v.a. in Lendenregion

Wundheilung: als Spülung für den Mund- u. Rachenraum
                  innerlich und äußerlich bei Hautproblemen und
                  Pilzerkrankung; alter Name: Heidnisch Wundkraut

Harnsäure: löst Harnsäure aus dem Gewebe u. über die Nieren
                  ausleitbar; dadurch bessere Sauerstoffversorgung

Darm: Tee gut auch bei Darmentzündungen, hat einen
                  positiven Einfluß auf unsere Darmflora

Urtinktur: die im Sommer angesetzte Urtinktur kann uns den
                  Weg leuchten, sie kann höher dosiert (3 x 20 Tr.)
                  für unsere Nierentätigkeit oder uns mit nur 20 Tr.
                  in einer 0,5 Liter-Glasflasche schluckweise über
                  den Tag begleiten; uns durch dunkle Zeiten helfen

Durchspülungstee
50 g Hagebuttenfrüchte   50 g Goldrutenkraut
50 g Wegwartenwurzel   20 g Fenchel

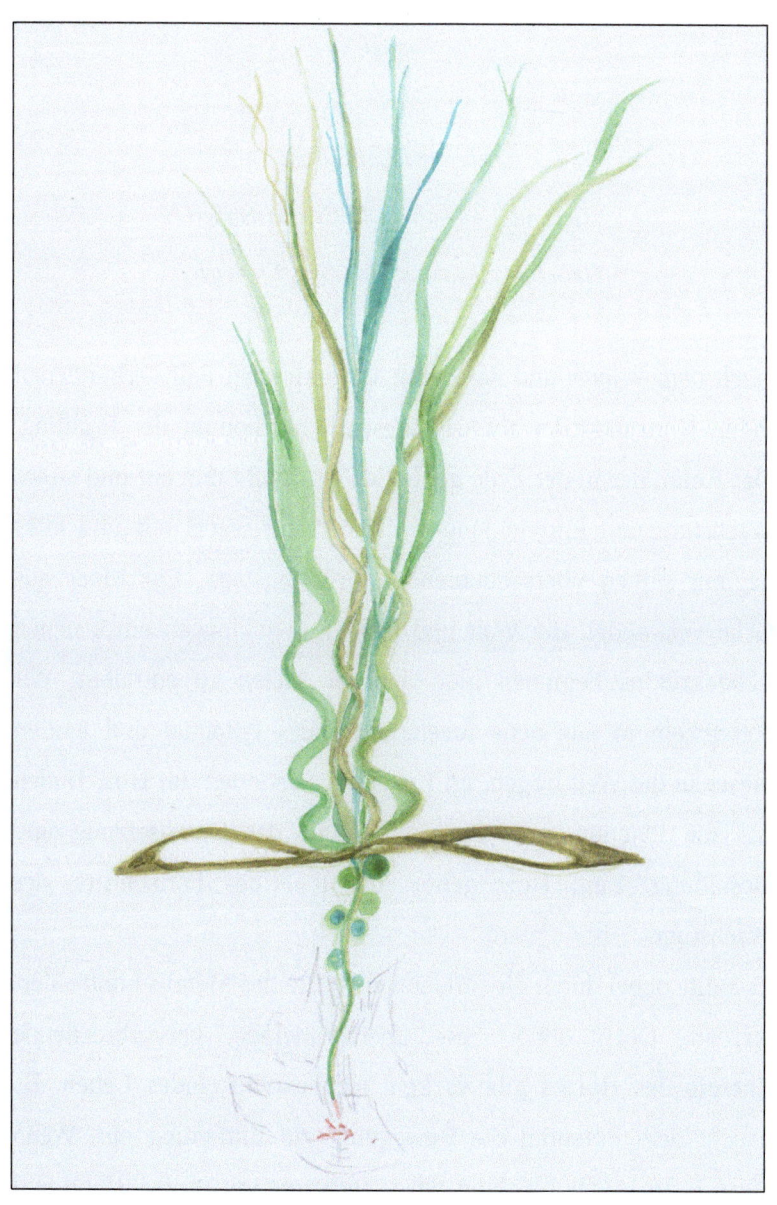

165

Kapitel 5

Holz

Leber und Gallenblase

„General“ und kaiserliche Gerichtsbarkeit

(Umsetzer/Aktivator/Gestalter/Erschaffer)

Nach dem Winter und der damit im optimalen Fall verbundenen tiefen Konzentration auf das Wesentliche, kommt der Frühling. Der Keim, der in der Erde gequollen ist, bricht nun auf und strebt Wachstum und Entwicklung an. Die Natur wacht auf und alles beginnt seinen überschäumenden Frühlingstanz. Ein Meer aus Grün verwandelt die Welt und viele Entwicklungen eines neuen Lebenszyklus beginnen hier sich im Außen zu entfalten. Wir entwickeln in uns neue Ideen, ein neues Potential und wollen dieses in die Welt tragen, im Leben wiederfinden. Im Holz finden wir die Planung, aber auch die Kraft der Durchsetzung und Gestaltung. Zum Holz gehört die Idee des Fortschritts, des Wachstums.

Es sollte dabei durch die ordnenden Kräfte des Metalls kontrolliert werden. Doch ohne diese übersprudelnde, hervorbrechende Energie des Holzes gibt es kein sich entwickelndes Leben. Es haucht dem Potential die Bewegung und Entfaltung ein. Wenn diese Kraft in uns blockiert wird, verharren wir im Stillstand und sind damit nicht wirklich am Leben beteiligt. Für die Zeit des Winters ist eine solche Konzentration und Stille sinnvoll, aber wenn wir nicht aus ihr herausfinden und sie ewig währt, haben wir eine Holzstörung. Körperlich sehen wir solche Störungen in Wachstumsunregelmäßigkeiten, aber auch in der Unfähigkeit, Gefühle zu zeigen und diese dem Gegenüber zu vermitteln, wir werden ängstlich, gar feige und können unseren Verstand nicht linear und klar nutzen. Er kann sich in den entscheidenden Augenblicken, wie Prüfungen oder konzentrierten Gesprächen, einfach ausklinken und Blackouts produzieren. Wir trauen uns selbst und dem Leben nicht mehr, hemmen unsere Entfaltung auf ein Minimum und begegnen tieferen Bindungen ab einem bestimmten Punkt vermeidend.

Vielleicht werden wir auch spröde und sind beherrschend unserem Umfeld gegenüber. Wir müssen unseren Kopf durchsetzen und sind sehr sensibel gegenüber Kritik. Die aufgeblasene Stärke ist nicht wirklich innerlich auch fühlbar vorhanden und hat Angst vor der Entlarvung und Vernichtung.

Die Störungen des Holzes sind vielfältig und ein großer Ausdruck unserer Zeit. Gesellschaftlich gesehen haben wir eher ein überschäumendes Holz, was die Funktion des Herz-Kaisers übernommen hat und sich unter Umständen rücksichtslos oder engstirnig gegenüber dem Außen benimmt. Die fixe Idee, das es

167

nur Sicherheit gibt, wenn wir Macht haben (über Andere) bestimmt unsere Sichtweise. Die ordnenden Kräfte des Metalls können hier nicht greifen. Die Erde wird immer verbrauchter, weil ihre Energie für das grenzenlose Wachstum eingefordert wird.

Doch die Energie des Holzes ist wundervoll und für die Entwicklung von Leben wichtig. Eine gute Balance ermöglicht uns ein flexibles, biegsames Wachsen, eine stabile Verwurzelung und stufenweise Entfaltung unseres Potentials (welches durch die Wasserkraft freigesetzt wurde) sowie ein solides Emporstrecken zum Himmel hin.

Es ist die Kraft, die wir aktiv im Leben wahrnehmen und durch die wir uns in Aktion präsentieren und erleben. Es ist jedoch auch eine Energie, die gut von den anderen Kräften kontrolliert, gebremst, gesteuert und gebildet werden sollte. Hört sie auf, dem Kaiser zu dienen und übernimmt selbst das Steuer, wird es gefährlich. Sie ist eher linear und der Verstand ist ihr ein wichtiges Werkzeug. Achten wir jedoch nicht auf das systemische, eher zirkuläre Ineinandergreifen und die vielen zarten Zusammenhänge und Erfahrungen, höhlen wir die Substanz und das Yin aus und verlieren die Entwicklung unserer Seelenkräfte aus den Augen. Was am Schluß bleibt, ist eine sinnentleerte Welt, in der der Baum zu schnell nach oben geschossen ist, den Nährboden für die Nachbarn genommen hat und selbst zu wenig Augenmerk auf ein gutes Wurzelwerk richtete. Dieser Baum wird nicht stabil und alt werden. Es ist eine Frage der Zeit, bevor er fällt.

Die Leber

Der General

In der westlichen Sichtweise ist die Leber ein sehr wichtiges und zentrales Organ. Die über den Dünndarm und das große Lymphgefäß zu ihr gekommenen Stoffe müssen von ihr sortiert und gewichtet werden. Das Blut soll eine ganz bestimmte Zusammensetzung und Stoffdichte haben und es ist ihre Aufgabe, dies sicherzustellen. Kommen zu viele Nährstoffe, speichert sie diese zwischen, um sie später in der Nacht an einen anderen Standort zu verschieben. Kommen unerwünschte Substanzen, ist es ihr Job, diese herauszufiltern und unwirksam zu machen. Sie begegnet somit einer Vielzahl von Informationen und muss mit diesen adäquat umgehen. Sie produziert den Gallensaft, der ein wichtiges innerbetriebliches Flussmittel für sie darstellt und über den auch Stoffe entsorgt werden können. Es ist auch ihre Aufgabe, verbrauchte Hormone wieder auseinander zubauen und andere Hormone auch selbst zu erzeugen. Sie ist ein sehr vielfältiges Organ und vermeidet es akut, krank zu werden, lieber gibt sie nach und nach ein Stück ihres Betriebes auf wegen Erschöpfung oder arbeitet bei manchen, erst einmal tolerierbaren Prozessen nicht mehr ganz so gewissenhaft. Der Schmerz der Leber ist die Müdigkeit, sagt man hier.

In der chinesischen Sichtweise kontrolliert die Leber auch noch alle Emotionen. Sie ist der taktische Diplomat, der die Befindlichkeiten aller kennt und entscheidet, wie diese nun am Besten nach außen zu vertreten sind.

Nachdem die Niere die Essenz entwickelt oder bereitgestellt hat und der Kaiser seine innere Ausrichtung/seinen Seelenplan eingebracht hat, ist es an der Leber eine Strategie, einen Plan, auszuarbeiten. In diesem Plan sollten alle Fakten einfließen und es ist auch wichtig, eine gewisse Stärke, Präsenz und Zielgerichtetheit an den Tag zu legen, um den Plan umsetzen zu können und Widerstände, die einem begegnen werden, zu meistern. Die Entwicklung und Erfahrung, die die Leber dabei gemacht hat, ist genauso entscheidend, wie die Instruktionen von Herz und Niere und das wachsame Auge des Metalls, der Lunge. Hat die Leber mit ihrer Holz-Energie von Außen eine Autorität erlebt, die ihr nicht erlaubt hat, sich selbst einmal zu behaupten und mit ihrer Stärke und Präsenz zu zeigen, so kann es sein, dass sie sehr zaghaft an die ihr betraute Aufgabe geht. Oder sie versucht, sich erst recht zu beweisen und ohne Rücksicht auf Verluste und taktische Sicherheiten vorzupreschen. Dabei achtet sie vielleicht auch nicht auf ihre Reserve-Energie und muß irgendwann feststellen, das sie es so nicht bis zum Ende durchhalten kann. Der Plan scheitert, sie muss aufgeben, das Wachstum wird unterbrochen oder die Grenzverteidigung zu Ungunsten aufgegeben. Diese Erfahrung ist für zukünftige Vorhaben erschwerend und irritiert das System. Wir fühlen uns nicht in unserem vertrauensvollen Wachsen und Entwickeln bestätigt, sondern erfahren Nichtstabilität und vielleicht eine Verletzung unserer Würde.

Die Emotion, die zur Leber gehört ist die Wut. Wut ist die Quelle von Kraft und Stärke, jedoch häufig negativ besetzt und nicht ausbalanciert erlebt. Wenn ich Wut empfinde und diese sofort abgetan oder unterbrochen wird oder ich von einer stärkeren Macht angegriffen oder unterdrückt werde, unterbinde ich diese Äußerung und kann damit nicht meine Ideen und Pläne vertrauensvoll umsetzen lernen. Die Bedrohung, dass jemand diese jäh unterbricht, ist eine unangenehme Erfahrung und die Angst davor ist groß. Allerdings ist die Kraft, die Sehnsucht und der Lebensausdruck ja da und es besteht die Gefahr, dass sich ein Druck bildet, der sich im Körper/im Kaiserreich aufbaut.

Die Aufgabe des Metalls ist es dann, dieses Spannungspotential am unkontrollierten Ausbruch zu hindern. Umso mehr gestaute Lebenskraft und Bedürfnisse sich entwickeln, umso schwieriger und energieintensiver wird diese Aufgabe. Erfahren wir dann einen Ausbruch von Wut, ist es vielleicht eher ein nicht zu bändigender Orkan, der einen Scherbenhaufen hinterlässt oder alle Nachbarn und Betroffenen verstehen die Welt nicht mehr, weil sie soeben eine vollkommen andere Besetzung der Person erlebt haben. Es ist hier die Aufgabe, einen vertrauensvollen Umgang mit seiner Wut/seiner Umsetzungskraft zu entwickeln und diesen Stück für Stück aufzubauen und erst einmal im Schutz zu üben. Wenn diese gestaute Kraft sich entladen und abgebaut hat, kann erfahren werden, wie akut aufkommende Wut einfach ein Anzeichen von Grenzüberschreitung oder Energiebereitstellung ist. Wenn wir vom Herz her eine schöne Vision von uns haben, können wir dieses Potential nutzen um uns klarer zu gestalten. Evtl. auch mal „Nein" zu sagen oder ein klärendes Gespräch aus einer kraftvollen, aber liebevollen, inneren Haltung heraus zu führen.

Blockierungen in diesem Bereich erleben wir in Problemen mit Muskeln und Sehnen, in Schmerzen und Spannungsgefühlen, Schilddrüsenschwellungen, Bluthochdruck, Kopfschmerzen, Regelstörungen oder Ähnliches. Körperübungen, die auch eine Zielgerichtetheit haben und aus der Kampfkunst kommen, wie z. B. Tai Ji, Schattenboxen oder Bogenschießen sind gut geeignet, um die Muskeln und Sehnen zu stärken und eine Fokussierung zu trainieren.

Verlauf des Meridians

Die Leber-Leitbahn beginnt am inneren Nagelpfalz des großen Zehs und läuft dann zwischen dem 1. und 2. Zeh weiter, über den Fußrücken bis zum inneren Knöchel, vor diesem steigt sie auf und verläuft über den inneren Unterschenkel bis zum Knie und von dort über die innere Seite der Oberschenkel zur Schamgegend, wo sie die äußeren Genitalien umkreist und dann weiter über den Unterbauch bis unter die Rippen fließt. In der Nähe beginnt der Pericard-Verlauf und gemeinsam bilden sie den großen Fluß des Jue Yin.

Affirmation

Begib Dich in Meditationshaltung oder setze Dich so auf einen Stuhl, daß Deine Beine hüftbreit geöffnet sind und Deine Wirbelsäule aufrecht nach oben gestreckt ist. Deine Haltung sollte gerade, aber nicht steif sondern entspannt sein. Schließe die Augen. Spüre wie die Luft in Deinen Körper strömt. Wie Dein Bauch sich langsam hebt und mit frischer Luft füllt und diese dann langsam wieder herausfließen läßt. Komme zur Ruhe und in eine innerliche Konzentration und Wahrnehmung.

Stell Dir Dein Kaiserreich vor. Sieh Deinen Palast und die Umgebung, die Landschaft und ihre Bewohner. Wo ist Dein General? Was hat er für eine Präsenz? Welche Glaubenssätze und Erfahrungen prägen ihn? Ist er ein mutiger, weiser Samurai? Konnte er bisher erleben, dass das was er angeschoben hat oder wie er die Grenzen bisher präsentierte und verteidigte, gut und sicher war? Wie geht er mit seiner Wut um? Kann er sie als präsente Kraftquelle nutzen oder hat er Angst vor ihr und versucht sie zu verstecken? Wird er oder fühlt er sich respektiert und gewürdigt? Ist er loyal gegenüber dem Kaiser? Glaubt er an ihn und seine Philosophien? Wie kommt es im Außen an, wenn er sie versucht umzusetzen und einzubringen? Fühlt er sich in seiner Rolle sicher? Ist die äußere Umgebung für ihn eine Herausforderung oder eher freundlich und friedlich aufgeschlossen?

Stell Dir vor, Du bist solch ein viel beschäftigter Lebergeneral, musst ein großes Chemie- und Stofflabor leiten und gleichzeitig noch dafür sorgen, dass die Kommunikation mit der Außenwelt gut gelingt. Es ist auch Deine Aufgabe Lösungen in diesem Bereich zu entwickeln. Was brauchst Du von Deinem Kaiserreich, damit es Dir gut geht und Du Deine Aufgaben mit Kraft erledigen kannst? Woran mangelt es Dir? Wie könnte es zu einer Neustrukturierung hier kommen? Fühle und beachte dabei vor allem auch Deine Glaubenskonstrukte. Stell Dir vor, Dein General ist auch ein Kontrolleur und hat, durch seine Aufgabe bedingt, versucht in deinem Leben herauszufiltern, welche Anteile von Dir im Außen gut ankommen und welche gefährlich sind. In Deiner Kindheit gab es meistens Anteile von Dir, die im Außen belächelt, verhöhnt, heruntergemacht oder angegriffen wurden. Diese hat Dein inneres Ich/Dein innerer Kontrolleur als gefährlich und unsicher eingestuft und verbannt. Jedoch gehören auch diese zu Dir und so sind sie nur ruhig gestellt, aber nicht aufgelöst. Sie warten hinter dem Vorhang und in einem Moment der Schwäche oder Irritation versuchen sie nach vorne, auf die Bühne, zu gelangen. Sie wollen gesehen, gewürdigt und integriert werden.

Welche Anteile wären das bei Dir? Was passiert durch die Unterdrückung? Welche Rollen bedienst Du in Deinem Leben hauptsächlich? Welche Rollen liebst Du sehr, traust Dir aber nicht sie zu zeigen? Gibt es einen Raum, wo Du sie zeigen kannst? Wo Du Dich bedingungslos sicher fühlst?

Fühlst Du Dich als Ganzes angenommen? Nimmst Du Dich selber liebevoll an? Mit all Deinen Anteilen? Welche Anteile Deiner Selbst verbirgst Du vor der Außenwelt? Und warum? Was würde passieren, wenn der Kontrolleur die Kontrolle über die unterdrückten Rollen verliert? Versuche, die im Schatten stehenden Teile Deines Selbst zu ergründen und zu definieren.

Komm ihnen selbst Stück für Stück ein bisschen näher. Werde Dir gewahr, dass nur eine innerliche Integration und ein Gefühl des Gesehen und Geachtet-Seins aller Ich-Anteile zu Harmonie und Frieden führt. Der Kreis wird dadurch rund und Dein General bekommt Kraft und Authentizität.

Mariendistel

Pure Präsenz

Um die Funktion der Leber zu unterstützen, brauchen wir eine Pflanze, die wehrhaft ist und dennoch offen. Eine Art weicher und gleichzeitig sehr präsenter und klarer Ausstrahlung. Sie sollte auch eine Unterstützung des Chemielabors darstellen.

In der Familie der Korbblütler gibt es die Distelartigen. Diese haben alle eine klare Aufrichtung, eine klare Grenze, ein gut verwurzeltes Sein, wundervolle innerlich weiche, zartrosa Blüten und potente Samen, die die Leber sehr schön aufbauen können. Das Silymarin der Mariendistel gehört mit zu den einzigen (pflanzlichen) Stoffen, die eine Knollenblätterpilzvergiftung abfedern und sogar untergegangenes Lebergewebe wieder aufbauen können. Es ist eine Familie, die reich ist an Bitterstoffen, die eine Fähigkeit haben alles ins Fließen und dann auf den Kern zusammen zubringen. Ihre Erscheinung ist nicht unscharf oder flauschig, sondern sehr klar und fokussiert. Das Blattwerk der Mariendistel ist wunderschön von einem zarten Graugrün, versetzt mit weißen Flächen. Die Ränder sind wellig geschwungen und in der Zuspitzung mit Dornen versehen.

In einem Naturgarten ist sie eine imposante Erscheinung, die sich mit einem dornenbewährten, blätterbesetzten Stengel anderthalb Meter in die Höhe recken kann. Dort krönen viele zartrosa Röhrenblütenkelche das schöne Haupt. Ihre Ausstrahlung ist pure Präsenz, Schönheit und Eleganz, genauso wie eine klare Abgrenzung und ein Ja-Sagen zur Entwicklung der eigenen Individualität. Dabei ist sie dennoch im Vergleich zu den anderen Disteln beinahe weich und sanft.

Abgrenzung beinhaltet eine Überprüfung des eigenen Umganges. Können wir nicht „Nein" sagen und werden unsere Grenzen dennoch ständig überschritten, ist das für uns und unsere eigenes Empfinden ungünstig, da wir dabei den Bezug zu den eigenen Bedürfnissen verlieren und über kurz oder lang dadurch an Stabilität verlieren. Grenzen wir uns jedoch zu sehr ab, können wir nicht in Austausch und Verbindung gehen. Wir schließen uns aus oder stoßen unser gemeinschaftliches Sein von uns. Dies ist ebenso gefährlich, da wir ein Teil der Gemeinschaft sind und unsere Stabilität auch durch die Idee oder einer tatsächlichen

Zugehörigkeit erhalten. Das Ziel einer guten Grenzziehung ist diese flexibel anpassen zu können. Wir schwingen offen und zugewandt mit den äußeren Feldern, wenn wir innerlich stabil und in unserer Mitte sind. Spüren wir jedoch eine Überforderung und eine zunehmende Instabilisierung, ist es wichtig eben dies zu registrieren und uns auf eine freundliche aber bestimmte Art zurückzuziehen. Dies ist häufig eine sehr starke Herausforderung für unsere Glaubenssätze, die Angst haben, dadurch jemand vor den Kopf zu stoßen oder ausgeschlossen zu werden oder angegriffen oder oder.

Die Mariendistel kann uns unterstützen und mit ihrer Urtinktur eine innere Erinnerung daran geben, wie eine gute Abgrenzung wieder und wieder probiert werden darf. Um für sich eine neue Form zu finden, die für alle passt, uns nicht gefährdet und vielleicht sogar positiv begrüßt wird. Und auch wenn wir ganz abgegrenzt und verschanzt sind, kann ihre Kraft uns helfen, uns innerlich soweit zu stabilisieren und unsere Leber zu kräftigen, dass wir aus einer neuen Balance heraus uns wieder öffnen können.

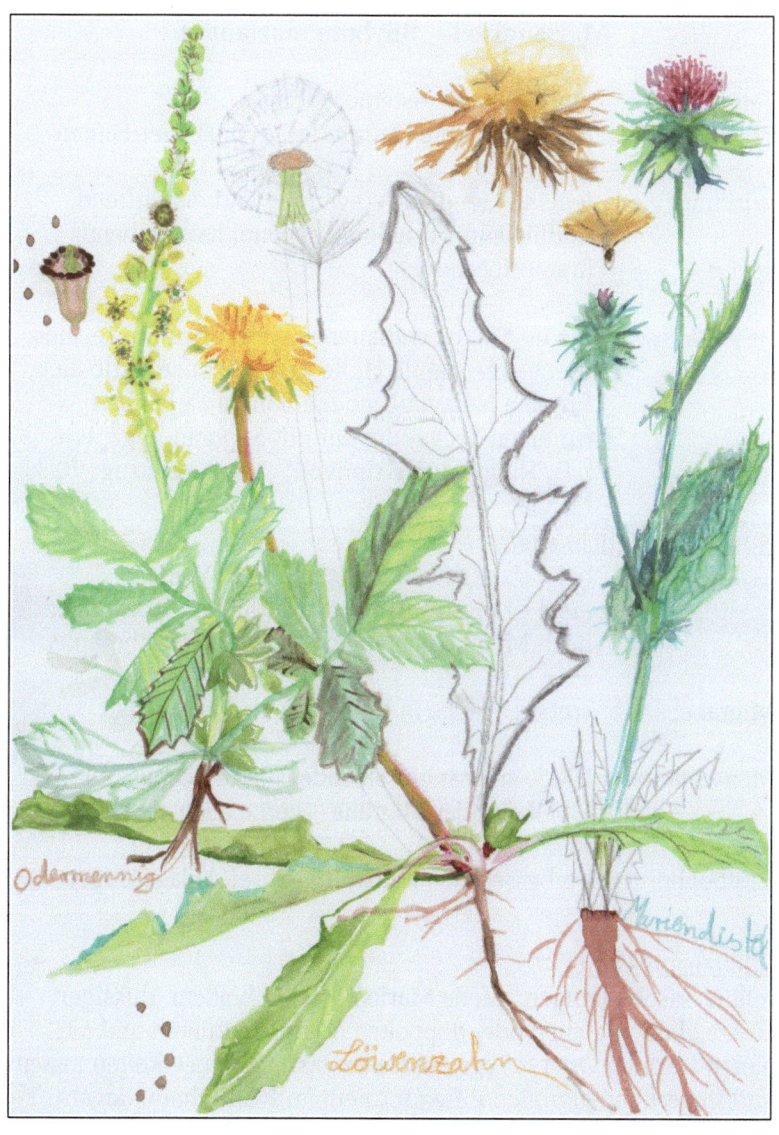

Odermennig

Mariendistel

Löwenzahn

Mariendistel – Silybum marianum

Familie: Korbblütler – Asteraceen
Pflanzenteile: Samen/Früchte (Silimarin), evtl. Blätter/Blüten

Wirkung: leberstärkend und -regenerierend, -entgiftend,
                 -aufbauend, zusammenziehend, harntreibend,
                 krampflösend

Besonderes: die im Samen enthaltenen wertvollen Stoffe, sind
                 durch eine stabile Hülle geschützt und fettlöslich,
                 für eine Nutzung sind die Samen zerkleinern
                 für einen Teeauszug nur mit Saponindroge, wie
                 z.b. Ringelblume sinnvoll; Alkoholauszug: 70 %

Nutzungsmöglichkeiten
Leber   bei Leberschwellung, schlechten Werten,
                 auch Cholesterin, chron. Müdigkeit, Brustenge,
                 nach Medikamenteneinnahme u. Krebstherapien

Migräne: wenn Ursache in Leberstau als Kur nutzbar

Menstruation: PMS, zu spät einsetzende, starke Schmerzen
                 Übelkeit oder Migräne – gerne auch als Kur

Bluthochdruck: verbessert den Fettstoffwechsel/Ablagerungen

Pflanzenpresslinge
relativ frisch kleingemahlene Mariendistel in heißem, flüssigen
Kokosöl der gleichen oder doppelten Menge einrühren und an
einem warmen Ort 1.2 Tage ausziehen lassen, dann erkalten lassen
und fingerkuppengroßen Pillen formen, im Kühlschrank lagern, 2-
3 täglich

Der Odermennig ist eine scheue Wiesenpflanze, die trockene, magere Standorte bevorzugt und es nicht zu feucht mag. Sie gehört, wie Apfel, Hagebutte und Frauenmantel, zu den Rosengewächsen. Anders als die Disteln bringt sie daher eine sanfte harmonisierende, liebliche Hauptausrichtung mit. Wir finden bei ihr eine schöne gebündelte Rosette aus deren Mitte sich ein Stengel emporschiebt, kleine gelben Rosenblüten sich öffnen, um dann später zu kleinen leicht klettenhaften Samen zu werden. Im Odermennig finden wir ebenfalls eine Fokussierung auf das Wesentliche, ein klares kerzenhaftes nach oben streben, eine Konzentrierung und Bündelung. Sie schenkt uns eine Kraft, die uns wieder in unsere Mitte und Ausrichtung bringt, wenn wir das Gefühl haben Konturen und Klarheit seien zu unscharf. Sie kann zwar leicht übersehen werden, aber wenn man sie entdeckt und vielleicht auf ein ganzes Feld trifft, ist sie völlig präsent und strahlt eine stille Schönheit aus.

Sie hilft uns dabei unsere Grenze zu definieren, zu spüren und zu halten. Sie gibt uns Tonus und Ausdruckskraft. In der Kraft der Rosengewächse vermittelt sie uns Weichheit und Harmonie und begegnet innerlich Verkrampfungen, Verhärtungen und

Druckgefühlen, um diese in ein Loslassen und Transformieren zu bewegen.

Ihr Einfluß auf die Leberkraft ist ein sanftes Erinnern daran, dass es auch ohne Druck und Überkontrolle gelingen kann und das dann anstelle von Misstrauen Stück für Stück Vertrauen wächst. Vertrauen, daß das Leben kein Kampf ums Überleben ist. Vertrauen darauf, das es sich nicht lohnt alles zu halten um jeden Preis. Vertrauen darauf, das es Spaß machen kann, sich neu anzupassen. Vertrauen darauf, das Sicherheit dennoch gelingen kann. Vertrauen darauf, das Leben Schönheit und Vielheit ist. Vertrauen darauf, das wir gut sind so wie wir in unserem wahren Wesen sind, mit unseren Schwächen und Stärken.

Der Odermennig präsentiert stolze Bescheidenheit. Er muß nicht kämpfen, muß nicht dominieren, er paßt sich in seinem Format an, voller Selbstbewußtsein und innerer Ausstrahlung.

Ein guter Begleiter in heutigen Zeiten, in denen wir lernen dürfen, die große Kunst der gemeinsamen Mitte zu stärken. Wo beginnt das „Du" mit seiner Geschichte, seinen Hintergründen und Verletzungen und womit begegnet ihm mein „Ich", mit eben diesen Merkmalen? Was wäre, wenn ich mich entscheiden würde, mich diesmal nicht abgelehnt zu fühlen oder seinem Jammern mit einer liebevollen Darstellung meiner eigenen Bedürfnisse zu begegnen? Wo wäre unsere Schnittstelle, unsere Gemeinsamkeit, wo wir uns beide gehört fühlen könnten. Wenn wir es schaffen, diesen mittleren Raum vermehrt zu spüren, wächst positive Resonanz und Verbundenheit. Frieden.

Die Rosengewächse sind eine Familie die unseren Alltag vielfältig begleiten. Wir lieben und nutzen ihre Früchte wie Himbeeren, Brombeeren, Äpfel, Pfirsiche, Mandeln, Birnen. Denken wir an den Sommer, an einen reifen Kirschbaum oder wirklich leckere Erdbeeren, dann erleben wir pure Wonne, genährt und geborgen sein, kindlich Freude und Lust. Es ist wie ein Rausch. Außerdem sind die Früchte ästhetisch schön, sinnlich und harmonisch.

Die Blüten der Rosengewächse sind der Fünfheit und dem Goldenen Schnitt zugetan. Die meisten Blüten haben fünf Blütenblätter und eine wundervolle Symmetrie. Diese wirkt heilend auf unsere Sinne. Wir schauen sie gerne an. Wir riechen sie gerne. Es ist nicht aufdringlich und intensiv, sondern wohlig warm und entspannend.

Die Kräuter dieser Familie wie Frauenmantel, Gänsefingerkraut, Blutwurz und Nelkenwurz haben Gerbstoffe, die auf eine sanfte Art und Weise Schleimhäute und Häute heilen.

Die Rosengewächse sind ein Teil unserer Kultur und begleiten uns schon lange. Sie zu nutzen ist wie Heimkommen an den Herd einer liebevollen Mutter, die uns mit einer weichen und dennoch klaren Strenge etwas Nahrhaftes reicht.

Odermennig – Agrimonia eupatoria

Familie: Rosengewächse - Rosaceen
Pflanzenteile: blühendes Kraut

Wirkung: zusammenziehend, wundheilend, schmerzstillend, entzündungs- und reizmildernd, harmonisierend

Nutzungsmöglichkeiten

Hals: bei Schmerzen und Entzündungen ein starker Teeauszug zum Gurgeln sehr bewährt

Verdauung: bei Durchfall, Magenproblemen, Verstopfung, Brechdurchfall, Appetitlosigkeit, Blähungen, Darmleiden, zu weichem Stuhl und Milzleiden Tonisierung durch sanfte Gerb- u. Bitterstoffe

Leber: bei Müdigkeit, Schlafproblemen, Übersäuerung

Stimme: unser stimmlicher Ausdruck ist immer auch ein Zeigen seiner Selbst; braucht Kraft u. Sicherheit, damit die Stimme nicht versagt – Urtinktur/Tee

Bachblüte: „Agrimony" bei Harmoniezwang, fröhliche Fassade verbirgt wahren Gefühle und Befinden (Selbst-)Täuschung ↔ Mut zur Authentizität

Harmonietee
je 50 g Hagebutte u. Odermennig; je 20 g Ringelblume + Goldrute

Urtinktur der Authentizität 3 x 10 -20 Tropfen od. 50 Tropfen in 0,5 l H²O
je 20 ml Odermennig + Mariendistelsamen angestossen + Engelwurz + Wegwartenwurzel + Lindenblüten

In der westlichen Sichtweise ist die Gallenblase ein Sammelorgan für den von der Leber produzierten Gallensaft. Dieser wird bei einer benötigten Fett- und Eiweißverstoffwechselung in den Dünndarm abgegeben. Der Gallensaft ist konzentrierte, bittere, grüne Energie.

Auch in der chinesischen Sicht ist er für die Konzentration einer Energie verantwortlich. Er speichert die Leber-Energie als pure Essenz, damit diese gebündelt als Kraft zur Verfügung steht. Sie ist dann die handlungsberechtigte Instanz für Urteil und Entscheidungsvermögen. Es liegt an ihr, den Krafteinsatz zu dosieren, abzuwägen und dann notwendige Instruktionen zum zielgerichteten Handeln abzugeben. Die Leber macht zwar die Pläne und entwirft die Strategien. Doch die Umsetzung und die Art und Weise selbiger sowie die dafür einzusetzenden Mittel, untersteht der Gallenblase in ihrer Verantwortung. Auch die anderen Instanzen hören und richten sich nach den Erfahrungen und Entscheidungen der Gallenblase. Sie ist quasi der Solist im Orchester. Auch wenn der Dirigent die Gesamtschau und das Sagen hat, richten sich doch alle nach der Interpretation des

Solisten, um eine bestmögliche Harmonie zu gewährleisten. Auch wenn er nicht der eigentliche Führer ist, liegt sehr viel Verantwortung für ein gutes Gelingen in seinen Händen. Er gibt letztendlich die Richtung vor, in die das Leben treibt und mitunter koppelt er sich von den Bedürfnissen der anderen ab und beißt sich entschieden durch. Seine rationale, vorwärtsstrebende, lineare Kraft braucht den Ausgleich durch die anderen. Auch um dieser Instanz einen Rückhalt zu geben und ihn in seiner Umsetzung weich und bedacht sein zu lassen. Ein Gallenblasen-Beamter, der seine eigentliche Essenz und den Kontakt zu seiner Seele verloren oder noch nie gesucht hat, läuft Gefahr spröde, trocken und hart zu werden. Er ist ewig getrieben nach dem Wunsch satt und größer zu werden, befriedigt zu sein. Aus irgendwelchen Gründen kann er diesen Zustand aber nicht erreichen. Er konzentriert sich ganz auf seinen Verstand und sein Handeln, verliert dabei aber höhere oder existenzielle Werte wie natürliche Zugehörigkeit, Heimat, Frieden, Sinnhaftigkeit, systemische Abhängigkeit von Kreisläufen, Geborgenheit und Vertrauen aus dem Blick. Sein Handeln wird hohl oder der Sinn des Lebens scheint fade. Vielleicht hat er auch Erfahrungen gemacht, dass die Suche nach Höherem ihn ein wenig unsicher macht, ins Schlingern bringt oder von der Außenwelt nicht ebenso betrachtet wird. Da er auch für die Umsetzung der Sicherheit zuständig ist, entscheidet er sich vielleicht für die Ausrichtung an klar im Außen anerkannte Entwicklungen und unterbricht den Kontakt zu Bedürfnissen von Herz und Niere. Da auch die Lunge und das Metall an Ordnung und Sicherheit interessiert sind, können sie hier verstärkend zur Seite stehen. Allerdings lassen diese Entscheidungen das Potential der Niere vertrocknen und das Feuer des Herzens fahl und eng werden.

Die Gallenblase braucht einen geschützten Raum, wo sie Stück für Stück kleine Schritte auf Herz und Niere zugehen kann und mutig scheinbar verrückten Sachen Energie gibt, die noch keine Erfahrungswerte in sich haben oder vielleicht sogar mit Ängsten verbunden sind.

Die Gallenblasen-Energie sollte eine gute Mitte darstellen zwischen der Realisierung der Bedürfnisse des eigenen Kaiserreiches und den Forderungen, Korrespondenzen und der Anpassung, die für den Umgang mit anderen Kaiserreichen oder dem Außen verknüpft sind.

Verlauf des Meridians

Die Gallenblasen-Leitbahn beginnt am äußeren Augenwinkel. Von da aus geht es zum Ohr, um dieses herum in den Nacken und dann wieder vor zur Stirn. Von dieser wieder nach hinten und dann seitlich am Hals nach unten bis zur Schulter, wo ein innerer Ast

187

über das Schlüsselbein, die Brust und das Zwerchfell zum Organ der Gallenblase verläuft. Der äußerer Ast geht an der Rippe seitlich nach unten und von da über das seitliche Becken nach unten, entlang der Außenkante der Beine bis zur Außenkante des 4. Zehnagelpfalzes. Gemeinsam mit dem Dreifach-Erwärmer der Hand bilden sie den Fluß des ShaoYang.

Affirmation

Begib Dich in Meditationshaltung oder setze Dich so auf einen Stuhl, daß Deine Beine hüftbreit geöffnet sind und Deine Wirbelsäule aufrecht nach oben gestreckt ist. Deine Haltung sollte gerade, aber nicht steif sondern entspannt sein. Schließe die Augen. Spüre wie die Luft in Deinen Körper strömt. Wie Dein Bauch sich langsam hebt und mit frischer Luft füllt und diese dann langsam wieder herausfliessen läßt. Komme zur Ruhe und in eine innerliche Konzentration und Wahrnehmung.

Laß vor Deinem inneren Auge Deinen Gestalter oder Umsetzer entstehen. Wie sieht er aus? Wie ist seine Körperhaltung? Wie sein Charisma? Was setzt er um? Wessen Agenda folgt er? Wie reagiert er auf das Außen? Wie reagiert das Außen auf ihn? Ist seine Agenda stimmig? Können Herz und Niere folgen? Wird das wahre Potential des Kaiserreiches gewürdigt?

Wie geht es deiner Landschaft mit dem nach Außen dargestellten Image? Stimmen Sie überein? Wo braucht dein Umsetzer noch Unterstützung oder Klarheit? Ist er gerade im Kampfmodus? Oder eher im Fluchtmodus? Oder gar in der Erstarrung? Bekommt er vom Land Anerkennung für seine Medienwirksamkeit? Oder wird er eher torpediert und in Frage gestellt? Welche Emotion taucht in diesem Zusammenhang vor deinem geistigen Auge auf?

Wie ist seine Beziehung zum Herzen? Was für eine Wahrnehmung hat er vom Kaiser? Vom Volk? Von der Landesgeschichte und seiner Perspektive/Ausrichtung für die Zukunft?

Wie verhält er sich zu Liebe, Verbundenheit und Weichheit?

Gib Dir Zeit und versuche Stück für Stück ein bisschen tiefer zu gehen. Was für eine Rolle spielst Du? Wie könnte man das Theaterstück benennen? Was würdest Du viel lieber spielen?

Welche Charaktere sind präsent und besetzt? Welcher Charakter fehlt? Welchem Raum könnte man ihm geben? Wie könnte er integriert werden in Dein Lebensstück?

Der Löwenzahn stellt die Kraft der Gallenblase *par excellense* dar. Er erscheint zur typischen Gallenblasenzeit im Frühling, um dann mit einem schier gigantischen Eroberungsfeldzug die Wiesen in ein einziges Löwenzahnbeet zu verwandeln, was nach kurzer Zeit bereits gelb und dann ganz schnell pusteblumig ist. Dabei ist er so raffiniert und anpassungsfähig, das es einem glatt die Sprache verschlägt. Mit seinen Blättern deckt er gerne andere Pflanzen zu und bringt diese in den Schatten. Seine Blüten locken die Insekten, brauchen diese aber nicht wirklich zur Vermehrung. Ziel ist es, diese von der Bestäubung anderer weg zulocken. Der Löwenzahn kann sich zur Not auch selbst befruchten. Quasi so etwas wie klonen. Es gibt wohl Hunderte von Löwenzahnarten mit ganz leichten Wesensunterschieden, die in sich quasi ein eigenes Merkmal ausbilden. Dabei ist er ja nicht wirklich böse. Es ist eher wie ein Spiel. Er hat in seiner Entwicklung mehrere Möglichkeiten ausprobiert, um sich zu vermehren und unterschiedliche Strategien in der Umsetzung entwickelt. Er ist wie ein Spieler, der besonders an strategischen Herausforderungen interessiert ist. Er ist ein Entdecker und hat in seinem Rucksack mehrere Anpassungsmöglichkeiten gepackt. Mittlerweile ist er global verbreitet und hat es geschafft sich an viele Regionen und Standorte anzupassen.

Dabei ist er nicht überall so massenhaft wie auf einer der stickstoffreichen Kuhweide. Er kann sich auch ganz brav ins Orchester einer klassischen Magerwiese einfügen oder als Überlebenskünstler aus einer Mauerritze herauswachsen.

Der Löwenzahn hat damit die Fähigkeit entwickelt, mit jeder Form von Nahrung umgehen zu können. Mineralreich, nährstoffarm, nährstoffreich, trocken und heiß oder eher feucht und kühl, auch belastete, verseuchte Böden kann er zur Not tolerieren. Mit seinem milchsaftgeführten Stengel hat er sogar die Fähigkeit gefunden sich selbst bei möglichen Verletzungen zu heilen.

Dies gibt uns die Möglichkeit uns mit der Kraft einer großen Anpassungs-, Existenz- und Entwicklungsresonanz zu verbinden.

Das kann unserem Körper auf vielfältige Weise helfen, aber auch in uns selbst eine neue Kraft entwickeln oder stärken. Eine Kraft, die flexibel und kreativ mit dem Außen umgeht. Die mutig ist und stabil. Neugierig und überzeugt von den eigenen Kompetenzen. Er stärkt unsere Mitte, kühlt die Leber, wenn diese sich gerade heiß gelaufen hat und wir das Gefühl haben, das unser Kopf gestaut und gefüllt ist, das wir unter Spannung stehen oder alles uns schwer im Magen liegt. Er ist ein kühler Kopf in heißen

Situationen. Er unterstützt unsere Leber in der Produktion von Gallensaft, bei der Entgiftung und ihren reichen Produktionstätigkeiten.

Er gibt eine gute Präsenz und bringt Substanzen mit, die ihr in ihrem Arbeitsalltag helfen. Bitterstoffe regen das Fließen an, entspannen und entkrampfen, stärken das vegetativen Nervensystem und bringen damit eine bessere Durchblutung und Versorgung im Bauchbereich. Triterpene bewirken eine Regeneration von Zellstrukturen, unterstützen die Produktion oder den Abbau und Umgang mit Hormonstrukturen.

Inulin, Kalium und Schwefel stärken die Bauchspeicheldrüse und den Zuckerstoffwechsel. Sie regen die Darmperistaltik an und unterstützen, die uns zugetanen Darmbakterien. Diese wiederum sorgen für ein Abklingen von Entzündungen und Schwellungen im Verdauungsbereich und für eine bessere Versorgung und Stabilität der Schleimhäute. Sie bilden die Grundlage für eine stabile Grenze der Darmbarriere und somit auch für eine Entlastung der Leber. Das bedeutet, dass sich unser Nerven- und Immunsystem entspannen kann, da wir nicht ungehindert ungebetene Gäste einlassen müssen, die dann direkt im Innersten der Leber landen und diese im Umgang herausfordern. Unsere Leber ist entspannter und kann ihre Aufgaben gelassener angehen. Wir werden entspannter und können unseren Anforderungen gelassener entgegen sehen. Unsere Überlebens- und Existenzbedrohung im Unterbewußtsein kann inaktiviert werden.

Der Löwenzahn kann in uns unseren „Inneren Entdecker" aktivieren. Es muss nicht ein „Eroberer" sein. Es kann auch einfach die Kraft der Gallenblase und des Frühlings im spontanen kreativen Ausdruck und in der Gestaltung des Lebensraumes sein.

Urkraft-Tee
50 g Löwenzahnblätter/wurzel
50 g Schafgarbenkraut
50 g Spitzwegerich
20 g Wacholderbeeren angestossen

2-3 x tgl. 1 flacher EL/Ts 20 min zugedeckt ziehen lassen

Löwenzahn – Taraxacum officinalis

Familie: Korbblütler - Asteraceen
Pflanzenteile: Blätter, Blüten, (April) Wurzel (Herbst)

Wirkung: cholagog, entzündungshemmend, entgiftend,
                 blutreinigend, entspannend, verdauungsfördernd,
                 harntreibend, nierentonisierend, lebertonisierend

Nutzungsmöglichkeiten
Küche: zarte junge Blätter lecker im Salat, reich an Vit.C
                 Vitamin A und B, gut zur Frühjahrsentgiftung

Galle: bei Überhitzung und Stauungen (hoher Blutdruck,
                 Rippenraumschmerzen, emotionale Inbalance
                 auch (unterdrückter) Wut; regt den Gallenfluß an
                 und hilft auch Gallensteine zu erweichen

Übersäuerung: durch den besseren Gallenfluss kann die Leber
                 überschüssige Säuren ausscheiden u. bei der
                 Reinigung des Körpers helfen (z.B. Gicht)

Magen: auch bei Magengeschwüren kann er hilfreich sein

Haut: über Schwefel u. kühlende, tonisierende, wund-
                 heilende Wirkung bei Ekzemen/chron. Hautleiden

Blutbildung: Kräftigung von Leber & Niere, Vitalisierung des
                 Blutes durch Zink und Mangan sowie B-Vitamine

Urtinktur: 10-15 Tropfen/Tag in 0,5 l H^2O für die Stärkung
                 einer vertrauensvollen innere Sonne/Mitte
                 gegen Ängste und Selbstzweifel, für Lebensmut

194

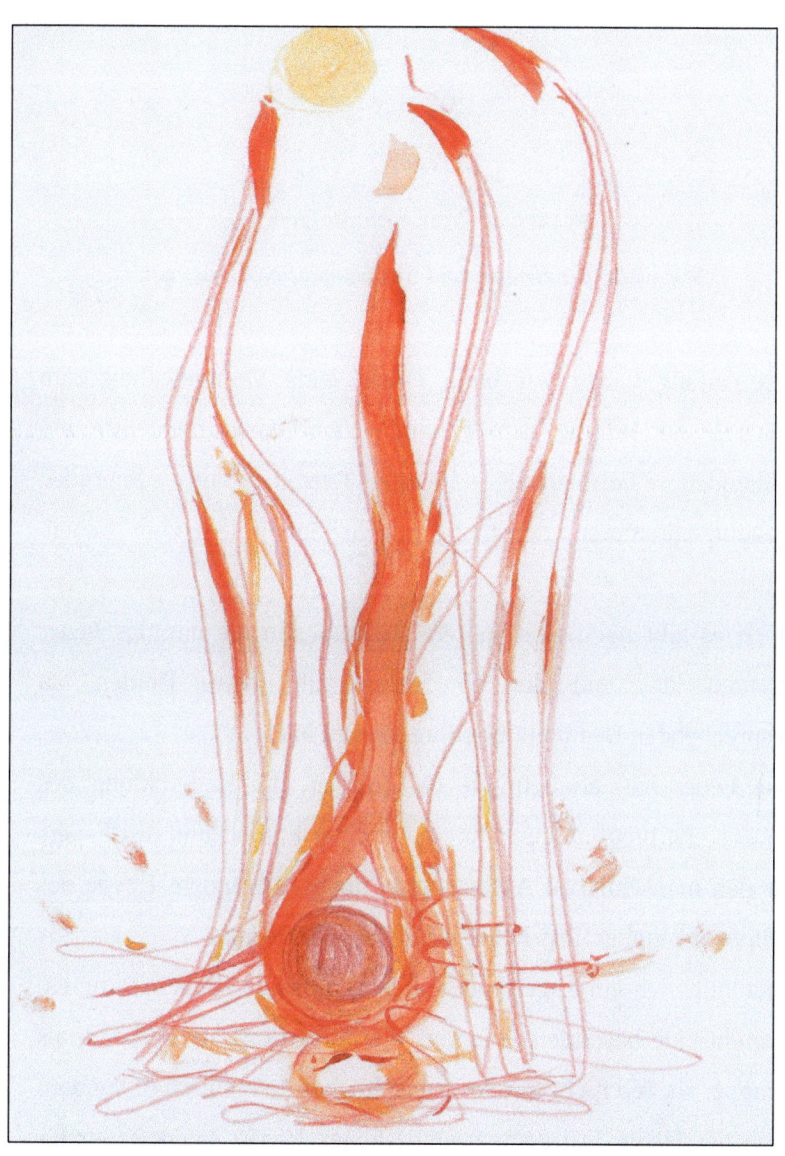

Kapitel 6

Feuer 2

Pericard und Drei Erwärmer (San Jiao)

Beschützer des Herzens und Kommunikationsbeauftragter

Am Anfang haben wir beim Feuer seine Verbundenheit zum Sommer, zur Wärme, dem Träumen, dem Genuss der Düfte und blühenden Formenwelt, dem Tanzen und feiernden Zusammenkommen, der Liebe zur Schönheit und zum Leben, benannt.

Doch es gibt noch eine weitere Richtung, in die uns das Feuer schauen läßt und die im Bezug auf unsere Beiden, zu besprechenden Beamten, hier ihren Raum hat.

Das Feuer hat, ähnlich wie das Wasser, die Entwicklung des Lebens erst möglich gemacht und mit der Entdeckung des Feuers für den menschlichen Alltag wurde noch eine andere Ebene des Lebens erkennbar. Das Feuer hat etwas verbunden.

Entzünden wir ein Lagerfeuer und setzen uns im Kreis zusammen, entsteht eine besondere Energie. Wir fühlen uns als Verband, als Gruppe, als Teil nicht nur der menschlichen Gemeinschaft sondern auch der Natur. Ein gemeinsames Feuer schafft einen Raum für Selbsterkenntnis, aber auch eine Zugehörigkeit, einen Platz für

Kommunikation. Eine Mitte. Hier an diesem Lagerfeuer wird gekocht und gemeinsam gegessen. Es wird über das Passierte, über die Gegenwart und Zukunft gesprochen. Es bietet einen guten Wächter für Meinungsverschiedenheiten. Das Feuer und die Einladung, sich als Fremder hinzu zu gesellen, ist der Inbegriff für soziale Gemeinschaftsbildung. Es entstanden Clans, Familienverbände, Interessengemeinschaften. Hier entwickelten sich auch Strukturen des menschlichen Zusammenlebens und gewiss auch Hierarchien.

Hier am Lagerfeuer wurden auch Experimente gemacht mit Ton und Metall. Es begann ein Prozeß der Erforschung, der Verfeinerung des Lebens, der Entwicklung von Tongefäßen, Schmiedewerkzeugen und so weiter. Bis heute ist die Herstellung vieler Stoffe durch einen erhitzenden, verwandelnden Prozeß die Grundvoraussetzung. Nur wird dies mittlerweile in großen Öfen gebunden.

Doch der Anfang war am Lagerfeuer und so weckt es auch jetzt noch eine tiefe Vertrautheit und Sehnsucht und erinnert uns an unsere Menschheitsgeschichte, auf eine ganz direkte Art und Weise. Am Feuer zu kochen ist etwas, was wir schon lange nicht mehr tun. Es ist ein wenig mühsam und rauchig. Doch bei meinen Wilde Küche-Seminaren, wo wir gemeinsam am offenen Erdfeuer verschiedene Gerichte zubereiten, wird aus der Zurückhaltung und

Ungewohntheit bei vielen eine pure Begeisterung und fast kindliche Freude. Es springt ein Funke über und ein altes Lied beginnt in einem zu klingen. Es sättigt noch auf eine andere Art und Weise. Am Schluß geht man beschwingt nach Hause und fühlt sich zugehörig. Zugehörig zu Mutter Erde, zu ihren Prozessen, zur Menschheit und ihrer Geschichte.

Und dann gibt es da noch die andere Form des Feuers.

Diese besondere Energie, wenn man sich in jemanden verliebt, wenn das Herz in die Hose rutscht, wenn Schmetterlinge im Bauch flattern, wenn das Herz gebrochen wird oder entflammt ist. Dieses Verlieben entspricht einer ganz und gar eigenen Logik. Wir können häufig nicht mit dem Verstand begreifen, warum wir gerade bei diesem Menschen so den Kopf verlieren. Der Verstand hätte sich sicher für jemanden anderen entschieden, aber auch wenn uns das logisch erscheint, kann unser Herz, können unsere Gefühle da nicht mitgehen. Eine Liebesbeziehung aus der Willenskraft des Kopf heraus, ist meist zum Scheitern verurteilt. In der tiefen Begegnung zwischen zwei Wesen kommt es oder sollte es zu einer tiefen Resonanz kommen, wie ein Erkennen auf einer ungreifbaren Ebenen. Es ist ein Austausch der hier stattfindet und häufig begegnen wir im Anderen einer bestimmten Konfrontation mit uns selbst. Wir können den Anderen erkennen.

Wir können uns selbst erkennen und sind eine unglaubliche Spiegelfläche füreinander, die es unseren Kaisern ermöglicht, sich selbst zu reinigen, zu entwickeln und dadurch wieder ein wenig klarer dem eigenen Weg zu folgen.

Das Feuer der Leidenschaft, das unsere Sinnlichkeit entfacht, unsere Zellen zum vibrieren bringt, uns tief berührt. Dieses Feuer hat eine wunderschöne Intensität und auch wenn es der Stoff ist, aus dem all die vielen Dramen gesponnen sind und es die sehr reale Gefahr des Verbrennens gibt, ist es doch ein Feuer, ohne das wir nicht Leben wollen. Das Sein für die meisten von uns ohne es fade erscheint. Wir auf einer Ebene satt werden, die wir sonst nicht so leicht stillen können. Es fehlt uns ohne dieses Feuer eine sehr inspirierende Quelle der Zugehörigkeit, der Verschmelzung und Erkenntnis. Die auch viel Arbeit bereithält, aber auch das Wesen der Liebe offenbart und entwickelt. Letztlich ist es eine gute Möglichkeit seinen Diamanten zu schleifen, seine Untiefen zu erkennen und das „Alleinssein" zu erfahren. Das wovon wir gerade so unglaublich weit entfernt scheinen, dem wir uns dennoch im Moment wieder besonders annähern dürfen. Die Aufgabe, die alle Weisheitslehren, als das zu Erreichende anstreben. In der Liebe können wir eine Ahnung erleben von dem was es bedeutet. In der Liebe können wir Frieden aber auch Krieg lernen. In der Liebe und mit dem Feuer haben wir die Chance uns selbst zu läutern und unsere Begrenzungen liebevoll anzuschauen. Frieden, Liebe und Verbundenheit ist das was nährt und glücklich macht.

Der Pericard

Beschützer des Herzens

In der westlichen Sichtweise ist der Pericard, der Herzbeutel, eine mit Lymphe gefüllte Membran, die das Herz umhüllt und schützt und bei einer möglichen Entzündung diese meist vom Herzen ableiten kann und selbst übernimmt. Es bildet den Zwischenraum zwischen Lunge und Herzen und sorgt für eine gute Verschiebbarkeit. Ansonsten hat es eher nicht so eine große Beachtung. Es ist auch meist unauffällig.

In der chinesischen Sichtweise ist ihm ein ganzer Yin-Funktionskreis zugeordnet. Wenn das Herz, der Kaiser, eigentlich hauptsächlich aus den irdischen Belangen rausgehalten werden soll, um die große Übersicht zu behalten, ist es dennoch eine wichtige, unabdingbare Qualität, das er indirekt aktiv dabei ist und in Resonanz mit dem Leben ist, empfänglich für wichtige Begegnungen, erreichbar und auch offen. Dies ist eine elementare Voraussetzung, um gut wachsen und reifen zu können. Ohne dieses Sein sind wir eingeschlossen in einem Elfenbeinturm und können meist nicht wirklich tief in das Leben eintauchen. Wir können natürlich einen brillanten, analysierenden Verstand haben, der die Zusammenhänge erkennt und sich ein klares Bild macht und auch mit diesem gut in die Tiefe gehen kann. Doch es ist eine andere Art und in dieser haben wir eher selten weiche Gefühle, tiefe emotionale Berührungen und ein intensives Erleben der Verbundenheit. Wir können das Leben eben nicht nur mit dem Verstand begreifen. Saint-Exupery läßt den kleinen Prinzen sagen „Man sieht nur mit dem Herzen gut. Das Wesentliche ist für das Auge unsichtbar." Dem liegt eine tiefe Weisheit zugrunde und um in Harmonie mit allem zu sein, brauchen wir diese Erkenntnisse und Entdeckungen auf unserem Weg.

Der Pericard ist dafür verantwortlich das Herz zu schützen. Er ist auch derjenige, der aus Erfahrungen heraus sich entschließt eine Mauer um das Herz zu errichten. Dadurch ist es nicht so leicht den Kaiser zu verletzen, aber er ist eingeschlossen und unberührbar.

Der Pericard ist es, der für diese Grenze, für diese Spannung zuständig ist. Dafür das die Grenze durchlässig und offen ist. Wir entflammbar sind und in tiefer Weise uns begegnen können und auch bereit sind, die unter Wasser liegenden aufeinander zutreibenden Spitzen des unterirdischen Eisberges, die Schatten in den Kellerräumen, Stück für Stück durch das Leben aufschließen zu lassen. Er ist dafür verantwortlich, das der andere nicht die Macht hat, mich durch sein intimes Wissen von mir tief zu verletzen. Er prüft, ob wir den Raum haben eine bestimmte Tür auf zu schliessen und dem Inhalt zu begegnen, so das es heilsam, befreiend und verbindend ist. Manche Türen würden uns gerade zu sehr gefährden und es ist in seiner Hoheit, die richtige Balance zu finden für Integration.

Er ist dafür zuständig, das wir in diesem Tanz, in diesem Spiel, auf einen gleichwertigen Energieaustausch achten und durch den anderen die Möglichkeit haben Anteile unserer Persönlichkeit zu verfeinern, abzurunden und zu heilen. Die gegenseitige Befruchtung und das immer wieder aus justieren von Nähe und Ferne, alten Verletzungen, emotionalen Feldern, Projektionen und heilendem Empfinden, gibt uns die Möglichkeit für uns selbst ein eigenständiger autonomer Kreis zu werden, der sich mit einem anderen eigenständigen Kreis, zu einer Acht verbindet. Diese Acht birgt in sich die Unendlichkeit an Kraft und Energie, sie ist unabhängig voneinander und ermöglicht immer wieder eine Erneuerung der Begegnung. Sie ist für die Entwicklung des jeweils eigenen Seelenauftrages unabdingbar, da sonst die Gefahr besteht, das Einer sich zugunsten des Anderen aufgibt oder Beide von ihrem eigentlichen Pfad abkommen und dann mit der Zeit unschöne Gefühle wie Groll und Hass und Zerstörungslust entstehen können. Denn auch das ist das Potential des Feuers. Wenn wir jemanden treffen, von dem wir uns angezogen fühlen, können wir mitunter erkennen, welches Beziehungsmuster derjenige in uns anspricht, ob es das Alte ist, was wir schon zur Genüge kennen, auch in seiner Destruktivität und Enttäuschung oder ob es eine neue Erfahrung für uns bereithält, mit der wir die Gewohnheit unserer Muster durchbrechen können und uns selbst dadurch neu kennenlernen und damit auch der Immanenz des Lebens anders begegnen.

Die Liebe und ihre Mysterien ist das Aufgabengebiet des Pericards und damit hat er ein sehr wesentliches Potential unseres Glücks in der Hand. Wenn wir in uns blicken und eine Mauer und Verletzung oder eine unzählige Anzahl von Wunden hier finden, ist es wichtig diesen Bereich des Feuers in uns Unterstützung und Aufmerksamkeit zu geben. Es ist elementar für unser Sein.

Verlauf des Meridians

Der Pericard-Meridian beginnt in der Brust und geht in einem inneren Verlauf zum Organ des Herzbeutels, mit einem anderen zum Zwerchfell, ein weiterer innerer Verlauf kommt am Rand des Rippenbogens nach außen und fließt von da über den Oberarm nach unten hin zum Mittelfinger. Er befindet sich zwischen

Lungen- und Herzmeridian auf der Innenseite des Arms. Gemeinsam mit der Leber bildet er den großen Fluß des Jueyin.

Affirmation

Begib Dich in Meditationshaltung oder setze Dich so auf einen Stuhl, das Deine Beine hüftbreit geöffnet sind und Deine Wirbelsäule aufrecht nach oben gestreckt ist. Deine Haltung sollte gerade, aber nicht steif sondern entspannt sein. Schließe die Augen. Spüre wie die Luft in Deinen Körper strömt. Wie Dein Bauch sich langsam hebt und mit frischer Luft füllt und diese dann langsam wieder herausfliessen lässt. Komme zur Ruhe und in eine innerliche Konzentration und Wahrnehmung.

Rufe Dir den Wohnort oder Palast deiner kindlichen Kaiser(in) ins Gedächtnis und nun stelle Dir vor, wie ein Magier in seiner Präsenz und Ausrichtung ganz auf entstehende Schwingungsfelder konzentriert ist. Vielleicht schaut er in eine Kugel, vielleicht fliegt er in Meditationshaltung vertieft, in seinem Geist als Vogel durch den Raum und prüft die Grenzen und Aufenthaltsräume, die Begegnungsstätten, wo es zu Berührungen mit anderen Kaisern kommt. Er prüft, mit welchem innerlichen Anliegen sie tatsächlich kommen, mit welcher Energie ihre Magier aufwarten. Täuschen sie Schönheit und Friedfertigkeit vor und wollen am Ende sich ermächtigen und Zugriff auf Dein Kaiserreich und seine

Autonomie ausüben? Oder begegnen deinem Magier schöne Schwingungen, die Frieden und Verbundenheit anbieten und es auch keine unterschwelligen Strömungen zu geben scheint. Prüfe Dein aktuelles Leben, die Erfahrungen Deines Magiers, dessen Energie, mit der er die Grenzen um sich her beobachtet und schützt. Hat er alle Grenzen dicht gemacht und traut niemandem mehr oder hat er die letzte Öffnung noch nicht verkraftet? Ist er ein Magier, der nicht wirklich klar sieht und jedem, der anklopft, die Tür weit aufmacht? Oder ist er präsent und stark und hat eine energetisch gute Weise gefunden, die Tür zu öffnen und klar zu machen, das die Ausrichtung des Kaiserreiches klar ist und es zu einer friedvollen Begegnung des Miteinander teilens, Eintauchens und Verbindens kommen kann, aber eine Besetzung oder Bedrohung direkt zurückgeworfen wird und dein Magier gut mit seinem Stab umgehen kann?

Geh auf die Suche nach Deinem inneren Magier. Gib Dir Raum, ihn entstehen zu lassen und ihn kennenzulernen. Welche Qualitäten hat er schon? Welche braucht er noch? Was möchtest Du als Kaiserin, daß er lernt? Beobachte diesen Bereich Deines Seins von Zeit zu Zeit und prüfe, ob Du eher mit Angriff, Abwehr oder Starre reagieren mußt oder ob Du frei und ohne Bedrohung Deine Fähigkeiten entwickeln und verfeinern kannst.

In der Hagebutte, der Hundsrose, finden wir die Urmutter einer großen Familie, die uns seit Jahrtausenden begleitet. Wie schon beim Odermennig erwähnt, bilden die Rosengewächse einen Großteil unserer Früchte wie Erdbeere, Himbeere, Apfel, Birne, Pfirsich,... Die Rose selbst wurde irgendwann wegen ihrer wundervoll harmonischen Blüte, den 5 Blütenblättern, dem goldenen Schnitt, zum Thema einer großen Veredelung. Wenn wir Rosen betrachten empfinden wir sinnliche Schönheit. Ihr Anblick und Duft, ihre Ausstrahlung, beglückt unser Herz.

Die Hundsrose in Feldfluren, Wegböschungen, wilden Gärten und an Waldrändern bietet eine wuchsfreudige Schönheit mit vielen Blüten für die Bienen, mit filigranen Blättern und nährenden, vitalisierenden Beeren im Herbst. Doch sie hat auch Dornen und jeder der schon einmal Hagebutten geerntet hat oder eine Rose unbedacht pflücken wollte, weiß das das weh tun kann. Einer achtlosen Übergriffigkeit oder einem unbedachten Nehmen wollen, setzt sie ein klares Zeichen und verschafft sich Achtung. Sicher ist es auch dieser Aspekt, der uns eine respektvolle Liebe zu ihr sichert. Die Hagebutte ist sinnlich und verspielt. Ihre

Früchte können bewusst abgezutscht werden oder mühsam bearbeitet. Denn auch im Inneren hat sie eine Aufmerksamkeit versteckt. Juckende Härchen, wenn wir diese mitessen freut sich unser Gaumen und wenn wir die unbewußt irgendwo hin reiben, fängt es an zu jucken. Es war früher ein neckendes Spiel, dem anderen die Härchen in den Pullover zu stecken und ihn tanzen zu sehen.

Genau bei diesem gemeinsamen Reiben kann uns die Hagebutte unterstützen. Sie und ihre Geschwister erfreuen uns mit ihren wundervollen Blütenmeeren und nähren uns mit ihren grandiosen Früchten. Sie sind eine Begleitung, die wir schon lange hegen und pflegen, verfeinert haben in tausenderlei Sorten und Aspekten. So wie das Spiel der Liebe, die Reibung, die Grenzsetzung und Verbindung. Sie lädt uns ein, bewußt wahrzunehmen und teil zu haben. Ein langgezogener Hagebuttentee bringt uns eine zarte Süße, ein leicht rosiges Quellwasser, was unser Herz erfreut, unser Licht leuchten läßt und in einem Erkennen dem Perikard zur Seite steht. Ihn dazu einlädt, die Mauern und Tore fließender zu gestalten, sich bewußt und mit bestmöglichem Schutz dem Schmerz und der Emotion hinzugeben, um von ihnen zu lernen. Um Stück für Stück den Zauber zu verstehen und zu meistern. Sich langsam zu veredeln und zu erfahren, das Gefühle etwas anderes sind als Emotionen und beide sich verändern. Wir sie in vielen Nuancen erleben können und wir auf einer anderen Ebene nicht mehr mit ihrem Schmerz in Resonanz gehen müssen. Wir brauchen uns nicht so zwanghaft mit ihnen identifizieren. Wir sind eingeladen die Verbundenheit zu finden. Die Geschichte, die jeder dabei erzählt. Wir können durch diese Erfahrungen das Getrenntsein, als Glaubenssatz in seinem Schmerz, Ebene für Ebene erkennen und liebevoll Loslassen als Geschichte. Wir müssen nicht daran festhalten.

Die Hagebutte lädt uns ein wieder zu spielen mit Schönheit und Sinnlichkeit. Sie bringt in unserem Inneren etwas zum Leuchten, was nicht das gleiche Licht der Sonne, des Himmels ist, sondern eben ein Strahlen des Herzens und aller Landschaften umher.

Wenn wir uns mit den Rosengewächsen verbinden, geht es um Frieden und Harmonie, Ästhetik und Schönheit. Eine bewußte Hinwendung zu dieser Familie und ihren Vertretern, enthält sowohl die Erinnerung einer Jahrtausende alten Ernährungskultur und stärkt somit unsere Wurzeln und Anbindung, unser Vertrauen. Es enthält aber auch ein Hinstreben und Suchen nach dem Höheren, nach einem feineren Schwingen und Angebundensein. Die Rosen öffnen und stärken unsere Herzregion und damit die Kreuzungsachse zwischen oben und unten, links und rechts. Zwischen Himmel und Erde, Licht und Schatten. Das Herz bildet die Mitte und sollte in der Mitte schwingen, in einer freien

Bewegungsmöglichkeit des Pendels. Damit schaffen wir Ruhe und Flexibilität, Anpassung und Frieden. Wir schaffen einen Raum, wo wir das was uns begegnet, eher verstehen können, als wenn wir zu radikal in eine Richtung der Pendelseiten hingezogen sind.

Hagebutte/Hundsrose – Rosa canina

Familie:	Rosengewächse - Rosaceae
Pflanzenteile:	Früchte (Blüten, Blätter)

Wirkung: entzündungshemmend, gelenkunterstützend,
stärkend für Abwehr, Verdauung, Blase u. Niere
nährend, tonisierend, entkrampfend,
schmerzreduzierend, cholesterinsenkend

Nutzungsmöglichkeiten

Ernährung: Früchte im Winter reiche Quelle für viel
Vitamin C und B-Komplex, für Antioxidantien,
hochwertige Fruchtzucker und Fruchtsäuren, u.a.
Pulver der getrockneten Frucht optimal ein

Teebeutel: häufig ergänzt mit Hibiskus eher säuernd

Gelenke: v.a. die Kerne nähren und regenerieren Knorpel
positiv bei Arthrose, auch Rheuma und Arthritis

Verdauung: nährend/ reinigt für Bindegewebe & Schleimhaut,
pur bereits für Babys u. bis ins hohe Alter wertvoll

Niere/Blase: super bei Neigung zu Harnwegsinfekten, es kann
kann auch Gries und Steine zersetzen (v.a. Kerne)

Seele/Gemüt: Urtinktur/Bachblüte läßt der Schönheit des Lebens
vertrauen; Hingabe zur eigene Metamorphose

Tee: ganze, getrocknete Früchte mehrere Stunden
ziehen – nicht optimal für Kernnutzung (Pulver)

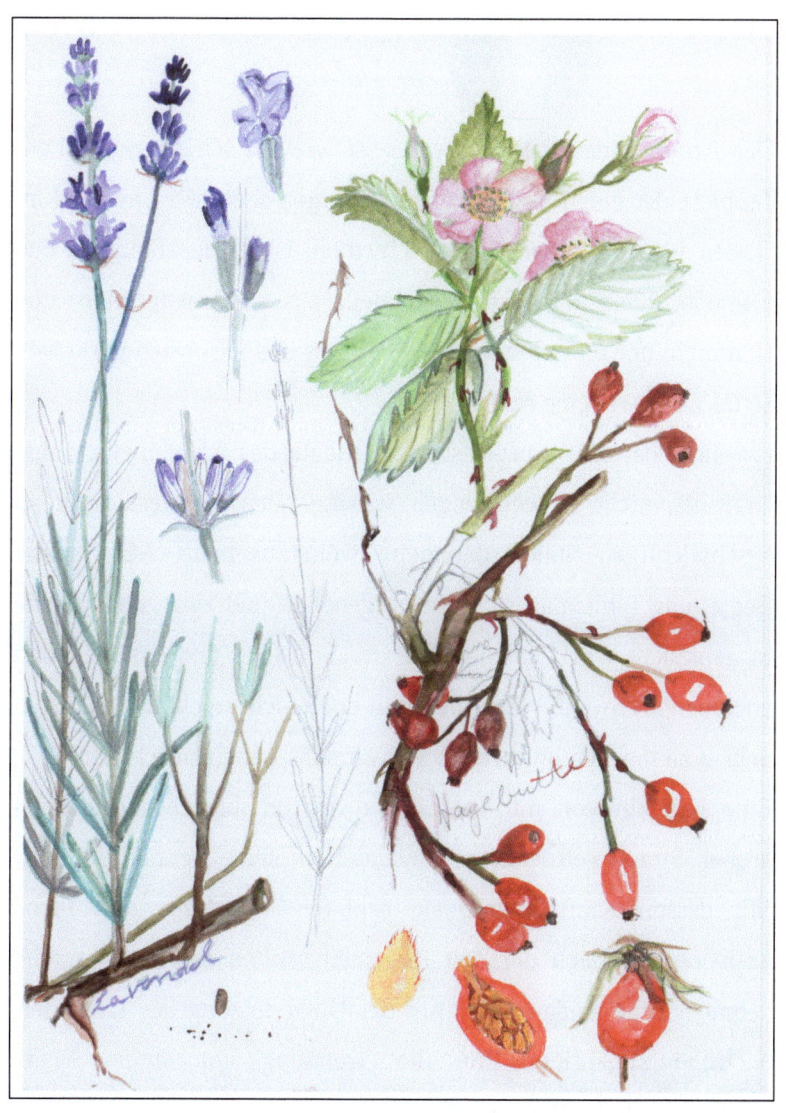

Das Aroma eines Lavendelfeldes ist wie ein schwerer, wohliger Teppich, der einen beschützt und geborgen sein läßt. Lavendel im Garten strahlt Klarheit, Zielgerichtetheit, Überlebensfähigkeit und dennoch Sanftmut und Weichheit aus. Schmetterlinge und Hummeln umschwirren ihn zur Blütezeit und ansonsten wirkt sein zartes Grau wie eine sanfte Wolke.

Lavendel hat eine ganz besondere Magie des Annehmens. Seine Kraft ist, nicht zu verdrängen was ist. Den Schmerz nicht zu beschwichtigen und dennoch weiterzugehen. Mit seiner Begleitung fühlt man sich gut aufgehoben und zwar solange wie es gebraucht wird. Solange wie der Stillstand und das Anhaften noch benötigt wird. Wenn die Kraft noch nicht reicht den nächsten Schritt zu machen und wieder vorwärts ins Leben zu schauen.

Eine Klientin von mir hat nach dem Tod ihres Mannes einen großen Strauß getrockneten Lavendel auf seine Betthälfte gelegt. Mit dessen Kraft konnte sie schlafen, die Nähe und Ferne aushalten und sich die Zeit für einen sanften inneren Abschied nehmen. Eine Andere kann mit der Unterstützung des Lavendels nach vierzigjähriger Ehe die Trennung von ihrem Mann stückweise verkraften. All die Zweifel, Schuldgefühle, „Ach hätte ich doch" und „damals", tun zwar noch weh und sind noch nicht überwunden, aber die Unabdingbarkeit kann langsam anerkannt werden. Eine wichtige Grundlage um den nächsten Schritt zu gehen. Die tatsächliche körperliche Beruhigung führt zu einer Beruhigung des Herzens und des Blutdrucks.

Auch Situationen, in denen wir plötzlich heraustreten aus unserer unbewußten Handlung und wahrnehmen, was wir all die Jahre gespielt haben, sind eine große Herausforderung für die innere Balance. Hinter einer Mauer wird es zu eng bzw. die Mauer ist eingebrochen. Der Magier war zu verzagt für die Wahrheit und hat einen surrealen Turm erschaffen, der nicht zu Seelenfrieden führt, sondern zu Verdrängung und Täuschung. Diese Türme sind gefährlich. Entweder sie lassen uns erstarren oder sie stürzen unverhofft ein und reißen uns mit.

Genau dann kann uns der Lavendel eine Stütze sein. Uns auffangen und den Fall oder die Flut abfedern. Die Kraft des Lavendels ist die sanfte aber klare Transformation. Wir klären unser inneres Feld und erlauben uns eine neue Position zu finden, zu dem, was wir denken nicht aushalten zu können. Wir hadern nicht mehr mit unserem Schicksal, sondern befähigen uns mehr und mehr es so anzunehmen wie es ist und nicht im Mitleid, nicht im Opfer sein, zu verharren, sondern aus der Ohnmacht wieder herauszufinden. Auch hier wieder Vertrauen zu schöpfen, vor allem in das eigene Sein. Sich anzunehmen mit seinen Schwächen und Fehlern und Lernfeldern, aber auch eine Vision von sich zu haben, eine Idee wohin wir wachsen wollen. Wir dürfen uns freisprechen von dem Alten und uns unseren höheren Idealen annähern. Der Lavendel hilft uns, begleitet uns, ist aber dennoch klar.

Er kann uns nicht nur helfen, beruhigter in den Schlaf zu finden. Er kann uns auch helfen, uns vertrauensvoll zu öffnen nach Außen. Er ist anregend und beruhigend, je nachdem was gerade ansteht.

In einem Seminar haben wir Lavendel destilliert. Ich denke fast jeder hat erwartet, das wir eher immer ruhiger werden und vielleicht sogar tiefenentspannt ab und an die Augen zufallen. Es war interessant zu beobachten, wie die vorher konzentriert und ruhigen Teilnehmer plötzlich ihren Nachbarn entdeckten und in einer Art Hochstimmung und Euphorie ein reger Austausch begann. Ich habe in diesem Zusammenhang einen ganz anderen Aspekt des Lavendels kennengelernt, der aber auch möglich ist und zeigt, das er nicht sediert, sondern ausgleicht und dennoch die Entwicklung und die An- und Verbindung fördert.

Blähungstee
5 g Lavendelblüten   50 g Frauenmantel
25 g Löwenzahn   25 g Fenchelfrüchte

214

Lavendel – Lavandula angustifolia

Familie: Lippenblütler - Lamiaceen
Pflanzenteile: Blüten

Wirkung: keimtötend, entkrampfend, beruhigend,
               ausgleichend, harnfördernd, blähungslösend

Nutzungsmöglichkeiten
Balance: wenn wir aus unserer Mitte gefallen sind,
               geschockt, ängstlich oder verwirrt; dadurch
               aufgeputscht und unter Dauerstrom, dann kann
               ein zarter Lavendeltee od. (Ur)tinktur helfen

Schlaf: Tee/Tinktur zur Schlafförderung (v.a. Einschlaf)
               körperliche Unruhezuständen: 1-3 x 10-15 Tr.

Herz: bei einer Aufregung der Herzgegend mit Stichen,
               Herzsensationen, Brustenge kann er helfen die
               Herzkranzgefäße zu entkrampfen und entspannend
               auf das Vegetativen Nervensystems wirken

äth. Öle: sind hoch dosiert! über die sinnlich und archaisch
               alte Information des Duftes u. die entkrampfende
               Wirkung wertvoll; im Verhältnis 1:5 mit Trägeröl
               in Schläfe, Herz- und/oder Bauchregion massieren

Hydrolat: Pflanzenwasser von der Herstellung des äth. Öls
               milder und wundervoll desinfizierend, reinigend,
               entzündungshemmend , schön bei irritierter Haut,
               für entzündete Augen, für Herzgegend, als Aerosol

Seele: in Übergangszeiten zur Begleitung 2-3 x 2-5 Tropf
               oder 20Tr./0,5 l Wasser für Öffnung u. Klarheit

In der Kraft des Yang-Partners, des Drei Erwärmes, finden wir eine Funktionsweise, die keine Entsprechung hat in der westlichen Sichtweise.

Der Drei Erwärmer ist dafür zuständig, daß alles am Fließen, in Bewegung, im Austausch, bleibt. Er vermittelt zwischen dem oberen Erwärmer, dem mittleren und dem unteren Erwärmer. Der obere Erwärmer umfaßt Kopf und Brustbereich sowie die Schulter-Nacken-Hals-Region. Der mittlere Erwärmer versorgt den ganzen Bauchraum, in dessen Mitte der Verdauungskessel sein Süppchen kocht. Im unteren Erwärmer befinden sich Organe wie Niere, Blase, Dickdarm, Sexualorgane und Beine, hier wird für Drainage und für Ausleitung und Reserveenergie gesorgt.

Er ist dafür zuständig, das in keinem Bereich eine Kälte oder zu viel Hitze einziehen kann und dadurch der energetische Körperfluß in Stauungen oder Entzündungen oder gestörtes Ineinanderfließen und Versorgen münden könnte.

Der Drei Erwärmer ist aber auch für unsere sozialen Verbindungen, Kontakte und Kommunikationsformen zuständig. Wie öffnen wir uns nach Außen? Was erleben wir bei unseren

Beziehungen des alltäglichen Lebens? Wie ist unser Schutz und unsere Abwehr gegen äußeren Einflüsse? Ist unser Immunsystem stark, haben wir freundschaftliche Kontakte auf Augenhöhe, müssen wir immer um unsere Anerkennung, um unser Gesehen werden kämpfen? Ist Dialog für uns verbunden damit seine Meinung durchsetzen zu müssen? Können wir zuhören? Wie verarbeiten wir das Gehörte? Hängt es ewig in uns nach und belastet uns? Haben wir (deswegen) dicht gemacht und sind völlig unempathisch geworden? Wollen wir alle retten? Achten wir auf unsere Mitte?

Hier, in Verbindung mit dem Gallenblasen-Beauftragten, präsentieren wir uns und unsere Souveränität und Authentizität. Wir bekommen und verfeinern unseren Umgang mit den vielfältigen Eindrücken des Lebens. Wie viel Vertrauen haben wir in fremden Umgebungen und Menschengruppen? Wie sind unsere sozialen Werte? Was sind unsere Glaubenssätze?

Hier in diesem Beauftragten erleben wir ein Zusammenfließen mit den Weisheiten und Kräften der anderen Beamten. Er stellt unser Tor zur Welt dar und sollte von einem milden, aber klaren kraftvollen Feuer gespeist sein.

Der Umgang mit Grenzen ist für unser Immunsystem und überschießende Abwehrreaktionen oder Autoimmunprozesse u.a. nicht unerheblich. Wie auch der Gallenblasen-Beamte ist es wichtig, das hier ständig neu gelernt und angepaßt wird und wir eine Möglichkeit finden, gemachte negative Erfahrungen nicht auf ewig zu wiederholen, sondern das gewählte Muster zu überprüfen und bewußt eine neue Strategie zu entwickeln, die uns als bessere Handlungsinitiation erscheint. Diese hinterlegen wir im Stammhirn, so daß bei der nächsten passenden Situation ein neues Programm aktiviert wird, statt die ewig alte Leier. Dadurch entwickeln wir Vertrauen in uns und das Leben und entwickeln Präsenz und Autonomie.

<u>Verlauf des Meridians</u>

Der Drei-Erwärmer beginnt am äußeren Ringfingerpfalz und verläuft über den Handrücken hin zur Mitte des Handgelenks. In der Mitte des äußeren Unterarms schlängelt er sich zum Ellenbogen und von da weiter über den Oberarm zur Schulter, über den Schulterrücken hin zum Hals und von da bis unter das Ohr, um dieses herum und von dem vorderen Ohrkopf hin zum Augenwinkelrand.

Kurz darunter beginnt der Gallenblasen-Meridian und verläuft bis zum kleinen Zeh. Dieser große Fluß bildet das Shao Yang.

Affirmation

Begib Dich in Meditationshaltung oder setze Dich so auf einen Stuhl, das Deine Beine hüftbreit geöffnet sind und Deine Wirbelsäule aufrecht nach oben gestreckt ist. Deine Haltung sollte gerade, aber nicht steif sondern entspannt sein. Schließe die Augen. Spüre wie die Luft in Deinen Körper strömt. Wie Dein Bauch sich langsam hebt und mit frischer Luft füllt und diese dann langsam wieder herausfliessen lässt. Komme zur Ruhe und in eine innerliche Konzentration und Wahrnehmung.

Spüre in Deine Körperlandschaft. Wie ist sie gestaltet? Gibt es eisige, kalte Regionen und Wüstengebiete mit einem heißen Wind oder ist alles gleichmäßig warm und ausgeglichen?

Wie kommunizieren der obere, der mittlere und der untere Teil der Landschaft miteinander? Ist alles gut vernetzt und in fröhlicher Stimmung? Gibt es Regionen, die ausgespart sind, wo keine Neuigkeiten und Stimmungen ankommen? Welche Aufgabe hat dieses Gebiet?

Wie geht es Deinem Kommunikationsbeauftragten? Kann er leicht auf Neues von Außen reagieren und dieses dann in die inneren Gebiete weiterleiten? Wie ist dabei die Grundemotion der Landschaft und seiner Bewohner? Kann er sich vertrauensvoll auf die Unterstützung aller verlassen? Wie geht es ihm? Wie geht es den Bewohnern? Gibt es da Unterschiede? Wie ist sein Können im äußeren Auftreten? Was hört er dort? Wie versteht er es? Was macht es mit ihm? Teilt er das Erfahrene mit oder behält er es grübelnd für sich? Wie viele Probleme werden an ihn herangetragen? Kann er mit diesen umgehen? Was sind die Themen, die ihn beschäftigen? Bleibt noch Energie, die Probleme seiner Bewohner zu hören und dafür Lösungen zu finden? Gibt Dir nach und nach Raum diesen Fragen nach zu gehen. Sie in Dir zu fühlen. Klingen zu lassen.

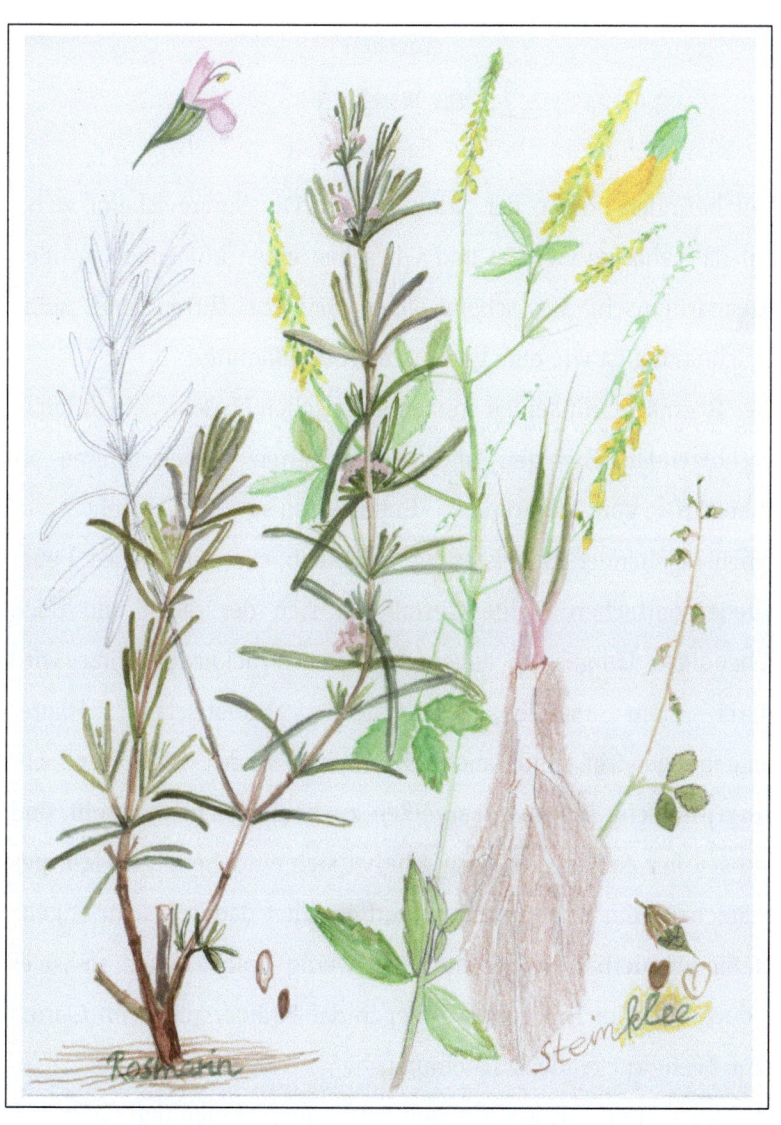

Rosmarin

Steinklee

Rosmarin

Der Bewegende

Wir befinden uns an der Atlantikküste. Die Sonne scheint warm auf das lehmige Gestein und wir sehen einen blühenden, großen Rosmarinbusch. Es scheint über ihm zu flirren und seine Erscheinung ist wie eine große kraftvolle Flamme.

Der Rosmarin mit seinen spitzen ätherischen Nadeln, seinen leicht verholzenden Zweigen und seinen zarten blauen Blüten ist Inbegriff von feurigem Enthusiasmus. Er sprüht vor lebensbejahender Begeisterung und kann ein erloschenes Feuer wieder entfachen. Seine Gestalt hat sich der rauen und doch lebendigen Umgebung angepaßt. Der austrocknende Hitze wird durch die spitzen, schmalen, aromatischen Blätter entgegengewirkt und auch der Wind findet nicht zu sehr Angriffsfläche um etwas abreißen zu können. Die Wurzeln sind ein stabiler Anker. Der Rosmarin hat sich ein lebendiges, feuriges Plätzchen zum Leben gesucht und entfaltet dadurch seine eigene Natur wunderbar. Wenn auch ein wenig bescheidener, so ist er jedoch auch im Blumentopf oder in der Kräuterspirale im Garten eine beeindruckende Erscheinung.

Wir können vom Rosmarin sein Feuer übernehmen und Geist und Körper wieder voller Elan zum Leben erwecken, wenn wir verzagt sind oder eine Starre unsere Körper- und Seelenlandschaft erfaßt hat. Er regt unseren Kreislauf an. Weckt unsere Lebensgeister und dynamisiert unser Sein.

Der Rosmarin läßt unser Blut lebendiger durch die Adern fliessen. Versorgt unsere Muskeln, Sehnen und Gelenke wieder mit frischer Energie und transportiert Altes ab. Wenn wir ausgelaugt sind und erschöpft, wenn wir schon lange unser Sein an einer bestimmten Sache abgearbeitet haben oder uns die vielleicht äußere, auch zwischenmenschliche Kälte aufs Gemüt schlägt, kann er uns erwecken und neuen Mut einflößen.

Wenn unser Appetit auf das Leben verloren scheint oder die Kraftreserven erschöpft sind, hilft er uns wieder in Bewegung zu bringen. Er regt unser Yang an, kann damit eine eher depressive Stimmung genauso unterstützen, wie einen zu belasteten Leberbeauftragten. Er bringt eine bessere Kommunikation in allen Bereichen und beflügelt unser Herz neu, wenn es nicht mehr stark genug ist alle Regionen mit einzubeziehen.

Gibt es verlassene Gebiete in denen die Versorgung nicht mehr funktioniert, kann er helfen diese wieder herzustellen. Vor allem, wenn wir unter Kälte leiden und es dadurch zu Blockierungen kommt, ist er eine vortreffliche Pflanze.

Rosmarin – Rosmarinus officinalis

Familie:	Lippenblütler – Lamiaceen
Pflanzenteil:	Blättern (Blüten)

Wirkung: belebend, anregend, krampflösend, pilzwidrig
entzündungshemmend, muskeldurchblutend
Verdauung und Menstruation anregend

Nutzungsmöglichkeiten

Vorsicht: bei Epilepsie/ Bluthochdruck/ Schwangerschaft

Ölauszug: für müde, verkrampfende, schlecht durchblutete
Muskeln, Sehnen u. Gelenke; Körperöl od Bad:
stimuliert, regt an, öffnet den freien Lebensfluß

Kopf: stärkt Gedächtnis und Konzentration

Unruhe: bei erschöpfter Nervosität u. Herzbeschwerden

Kälte: Durchblutungsförderung wirkt bei zu niedrigem
Blutdruck, schlecht versorgten, zu kalten
Gliedmaßen, stumpfen Haaren, chron. Müdigkeit

Verdauung: bei Appetitlosigkeit, Reizdarm und Blähungen

Ausrichtung: er kann uns helfen in eine kreative, innere und
bewußtseinsöffnende Stimmung zu kommen

Feuer: wenn unser Feuer heiß genug brennt, sollten wir
vielleicht nicht übermäßig von ihm Gebrauch

Durchblutungstee
20 g Rosmarin   30 g Steinklee   30 g Goldrute
30 g Hagebutte/Fenchel

224

Der Steinklee
Leichtigkeit

Wenn wir den Steinklee betrachten, sehen wir eine luftige, lockere, säulenartige Erscheinung, die sich dem Himmel entgegenstreckt. Viele hunderte kleine Blütchen verströmen einen leichten Duft, der sich verstärkt wenn die Sonne scheint oder wir an seinen Blättern reiben oder ihn ernten und trocknen. Dann durchweht ein sinnlich, schwerer, blumiger Duft den Raum und läßt uns tief einatmen. Wohligkeit regt sich. Wir entspannen uns und fühlen uns eingeladen. Vielleicht beim Wandern über eine Wiese uns einfach neben ihn zu setzen oder sogar in ein Feld mit vielen Vertretern. Wir beginnen zu träumen. Unsere Gedanken entschweben in die Lüfte. Wir lassen los von unserem fixierten Denken und werden leichter.

Trinken wir den Steinklee wird unsere Blutzirkulation angeregt und das Blut wird leichtflüssiger. Stauungen und Verdichtungen werden darin unterstützt sich aufzulösen. Dadurch wird die Kommunikation in unserer Körperlandschaft wieder verstärkt. Unsere Zellen können wieder anfangen synchroner zu schwingen. Kopfschmerzen und Lymphstauungen werden durch ein besseres Fließen positiv unterstützt. Durch das erhöhte Fließen kann alter Müll besser entsorgt und frische Energie in entlegenen Ecken bereitgestellt werden. Schweregefühl in den Beinen und venöse Probleme erfahren Erleichterung.

Der Steinklee kann etwas Altes und Festes in uns Erweichen. Mit seiner Begleitung schaffen wir es vielleicht besser Glaubenssätze, die uns prägen und beengen, zu hinterfragen und zu erweitern. Neu zu denken. Wir können in Gedanken mutig sein und neue Bilder in uns entstehen zu lassen. Wir erlauben uns, Träume nicht als Hirngespinste abzutun, sondern sie auf ihre Relevanz für uns zu überprüfen.

Der Steinklee kann die Beunruhigung und Angst, die bei solchen Umstrukturierungen entsteht abfedern und uns mit ihrer Leichtigkeit, jedoch dennoch guten Verwurzelung, begleiten. Wir finden in ihr keine abhebende Kraft, sondern eine solide Pfahlwurzel, die sich voller Neugier und Vertrauen nach unten verankert und somit der Pflanze Raum gibt sich nach oben zu recken. Ihr Blattwerk hat sie effektiv und leicht gestaltet. Die Mineralisierung und Struktur der Stengel ist von einer hohen Flexibilität und dennoch Festigkeit geprägt. Die Blüten sind ein reicher Tisch und laden ein teilzuhaben.

Loslassen und Fließen verbessern:
30 g Steinklee   50 g Ringelblume
50 g Gundermann/Brennessel

Honigklee/ „Echter" Steinklee – Melilotus officinalis

Familie: Schmetterlingsblütler – Fabaeceen

Pflanzenteile: gelb blühendes Kraut

Wirkung: durchblutungsfördernd, kapillarschützend, gefäßabdichtend, krampflösend

Nutzungsmöglichkeiten

Cumarine: regen das Fließen an und wirken positiv auf Venenzirkulation u. Lymphfluß, der Blutfluss wird verbessert, Arteriosklerotische Gefäße flexibler

Tee: gerne in Mischungen für Kopf- und Gelenk-Schmerzen, Krampfadern, Magenbeschwerden, Rheumatisches und Venenentzündungen

Äußerlich: Breiumschlag/ Ölauszug beliebt bei Prellungen, für Geschwüre, Krampfadern, Furunkel und Gelenkbeschwerden

Ödeme: durch die bessere Zirkulation und Abdichtung der kleinsten Gefässe kann sich im Körper nicht so schnell Wasser sammeln oder wird ausgeschieden

Seele: sie lehrt uns, uns stabil im Boden zu verankern und dennoch leicht und flexibel mit dem Wind zu tanzen, alles ins Fließen zu bringen – hilft leichter Loszulassen und löst Druck, der alles zusammen-zieht und verhärtet

Dosierung: als Urtinktur oder in einer Tee-Mischung nutzen nicht als Einzeldroge – bei Kopfschmerz zu stark

Ich habe mich in meiner Pflanzenauswahl auf einheimische Klassiker beschränkt. Es ist weniger das Interesse, die Pflanzen auf diese Wandlungsphasen festzuschreiben, sondern vielmehr dadurch, sowohl die Pflanze als auch das Element in bestimmten Aspekten wahrnehmen zu können. Beobachtung zu üben. Dieses Üben, dieses Sinne schärfe verbindet uns mit uns Selbst und mit dem was uns umgibt. Dies halte ich in unserer heutigen Zeit als eine unerlässliche Rückverbindung. Es ist schade, wenn wir durch die Natur gehen und nur grün sehen. Es ist vielmehr eine Einladung auf der Wiese stehen zu bleiben und ein ganzes Universum an Geschichten und Persönlichkeiten zu sehen. Auch wenn wir unsere Antennen dafür weitgehend verschlossen haben, das Leben um uns herum ist nicht seelenlos. Es ist genauso wie wir aus einem schöpferischen Impuls heraus entstanden. Am Anfang war immer die Idee und dann erst formte sich struktive Form. Auch wenn wir mithilfe der Naturwissenschaft vieles tiefer und tiefer ergründen können und die Form besser verstehen lernen, so ist dennoch das was dahinter wirkt mitnichten erklärt durch dieses meist sezierende Prinzip. Durch unseren einzig darauf konzentrierten Blick, haben wir die Gesamtschau aus dem Auge verloren, haben wir bestimmte Verbindungen gekappt.

Wollen wir heil und ganz werden in uns und mit der Erde und deren Bewohnern, so ist es unsere große Herausforderung zu lernen zu zuhören, was die ganzen vielen Aspekte einbringen und uns dann einzubetten und in diesem Mitschwingen eine neue Ausrichtung zu ermöglichen.

Wir können viel von den Pflanzen lernen. Wir können viel von den Elementen lernen. Wir können viel von den alten empirischen Systemen lernen. Wir können Stück für Stück eine Annäherung an Antworten finden, für das was uns heute umtreibt und den vor uns liegenden, notwendigen Wandel unterstützt. Aus meiner Sicht ist die größte Frage:

Wie finden wir Frieden und Liebe? In uns und in allem.

Teezubereitung

Darreichung bei den meist Kräutern:

1 EL/200 ml Tasse mit kochendem Wasser überbrühen und zugedeckt 20 Minuten ziehen lassen. Eine rhythmische Teekur umfaßt meist die Anwendung der Kräuter in dieser Form 3 x täglich

Um so größer und fester die Stücke, desto länger dauert es Inhaltsstoffe herauszulösen. So brauchen die meisten zarten Blätter und Blüten nur 10 Minuten, krautige Stengel mindestens 15 Minuten und bei Wurzeln und Früchten sollte man den Tee mindestens 20 Minuten ziehen lassen oder leicht köcheln. Die Abdeckung verhindert ein Aufsteigen bestimmter Inhaltsstoffe wie ätherischer Öle in die Luft.

Generell ist eine Kombination aus mehreren Kräutern vorzuziehen, da sie sich gegenseitig ergänzen und abrunden und ein breiteres Wirken im Körper unterstützen. Im Akutfall können Einzeldrogen genutzt werden. In einer Kureinheit von mehreren Wochen ist eine Mischung vorzuziehen.

Der Tee hat die Möglichkeit uns sowohl mit einer stofflichen, als auch mit einer subtilen Energie zu informieren. Wir trinken heißes Wasser mit einem Auszug aus einer Pflanze. Auf diese Weise bringen wir alle Elemente zusammen und flössen uns die Quintessenz ein.

Teeauszüge haben sich als eine gute Form bewährt, sowohl den Körper klar durch bestimmte Inhaltsstoffe in seiner Arbeit zu regulieren und zu unterstützen, als auch die Energie der Pflanze über den Träger des Wassers mit einzubringen.

Tinkturen

Eine Tinktur ist ein alkoholischer Auszug aus einer getrockneten Pflanzensubstanz. Durch die Trocknung ist der Wasseranteil der Pflanze entwichen, bestimmte Stoffwechselprozesse sind abgelaufen und die Masse hat sich auf eine bestimmte Dichte konzentriert. Das Deutsche Arzneimittelbuch DAB beschreibt die genaue Herstellung einer offiziellen Tinktur. Die Volksheilkunde arbeitet jedoch eher nach eigenen Richtlinien. Häufig kommt es nicht zu der verordneten Anteiligkeit von 1 Teil Droge und 5 Teilen Alkohol, sondern zu einer größeren Dichte an Pflanzenmaterial. Es liegt dann ein konzentrierteres Substrat vor. Dies muß bei der Einnahme berücksichtigt werden. Generell sollte man sich bewußt sein, ob die genutzte Pflanze eher eine allgemeine Wirkung hat oder ob sie gezielt in bestimmte Stoffwechselprozesse eingreift, diese hemmt oder anregt. Dementsprechend ist eine Achtsamkeit in der Anwendung gefordert.

Tinkturen stellen einen guten Schatz dar in der Hausapotheke und können gut selber hergestellt werden.

Tinktur-Herstellung:

Gebe ein Teil des zerkleinerten, getrockneten Krautes (oder Wurzel, Frucht) in ein Schraubglas und fülle nun fünf Teilen mindestens 40 % igen Alkohol dazu.

Lasse dies 3 bis 5 Wochen an einem (sonnigen) warmen Ort ausziehen. Ab und an schütteln. Danach die festen Bestandteile abseihen (z.B. mit Sieb und Kaffeefilter) reine Flüssigkeit in einer dunklen Flasche aufbewahren.

Regel: Krautiges, Blätter, Blüten zieht bei 40 % Alkohol gut aus.

Früchte, Wurzeln und Rinden ziehen besser bei 70 % aus.

Harze, Propolis, Knospen und ähnliches benötigt 90 %

Dosierung: meist auch sinnvoll eine rhythmische Anwendung von 3 x täglich 20 – 30 Tropfen, bei stark wirkenden Pflanzen entsprechend weniger

Urtinkturen

Die Urtinkturen stellen eine Basis zur Herstellung der homöopathischen Mittel dar. Sie werden aus den nicht getrockneten, frisch geernteten und manuell zerkleinerten Pflanzenteilen hergestellt. Sie enthalten noch mehr die Lebende Kraft der Pflanze, die Seele, den Geist der Pflanze und können uns als Begleiter zur Seite stehen. Wir können unsere Aufmerksamkeit durch ihre Ausrichtung einem bestimmten Thema widmen und einen neuen Umgang damit finden.

Bei einer Nutzung dieser Ebene reicht eine sehr niedrige Dosierung der Pflanze in Form dieses alkoholischen Auszuges mehrmals pro Tag oder/und bei entsprechenden Momenten.

Herstellung:

Herstellung und Regeln sind wie bei der Tinktur. Allerdings ist hier auch ein Wasseranteil enthalten und so gilt eher das Verhältnis von einem Teil Substanz und zwei Teilen Alkohol

Dosierung:

meist 3 x tgl. 5 – 10 Tropfen oder 20-30 Tropfen in 0,5 l gutes Wasser (ohne Metall und Plastik) schluckweise über den Tag trinken, gerne die gewünschte Kraft visualisieren

Ölauszug

Zur Herstellung von Salben oder für Einreibungen und Wickel ist ein Ölauszug sehr schön. Es ist sinnvoll ein Öl zu nutzen, was nicht zu viele mehrfach ungesättigten Fettsäuren hat und nicht zu schnell ranzig wird. Ich bevorzuge Olivenöl oder Mandelöl. Sesamöl oder Kokosöl ist auch sehr schön..

Bei einem Ölauszug sollte auch der Wassergehalt der Pflanze berücksichtigt werden. Damit der Ölauszug nicht zu schnell verdirbt, darf dieser nicht zu groß sein (sonst leicht antrocknen)

Relativ leicht sind Auszüge aus Rosmarin, Steinkleeblüten, Lindenblüten, Lavendelblüten.

Diese enthalten nicht so viel Feuchtigkeit und können im Verhältnis von einem Teil frische zerkleinerte Blüten/Blätter und drei Teilen Öl gut ausgezogen werden. Wichtig ist, das alle Teile reichlich mit Öl bedeckt sind. Auch hier werden diese ungefähr drei Wochen an einem warmen, trockenen Ort gestellt und ab und an mit einem Holzlöffel verrührt, so daß sich sammelnde Lufblasen austreten können. Es ist gut das Behältnis bis zum Rand zu füllen und einen Teller darunter zu stellen.

Das Öl nach dem Abseihen in steril sauberen Gefäß und an einem trockenen, dunklen, kühlen Ort lagern. Um eine verlängerte Haltbarkeit von über einem Jahr zu erreichen, ist es gut einige Tropfen ätherisches Öl dazu zu geben.

Aufgewachsen bin ich in einem kleinen ländlichen Dorf in Sachsen. Ich konnte viel Zeit in der Natur verbringen, mußte im Garten mit helfen und bin darüber heute dankbar. Ich hatte beide Großeltern im Dorf und rückblickend schätze ich dies als wichtige Qualität.

2003 konnte ich am „IFP – Institut für Phytotherapie" von Klaus Krämer, Cornelia Titzmann und anderen bodenständigen Lehrern vieles mitnehmen.

2008 durfte ich die vielfältigen Erfahrungen der Mutterschaft beginnen und bin darüber bis heute glücklich und dankbar.

Seit 2008 Jahr arbeite ich auch in eigener Praxis und begleite mit Gesprächen, Massagen, Akupunktur und natürlich Pflanzen den Weg meiner Klienten.

Ich liebe meinen Garten und versuche die Vielfalt an Leben darin stetig zu erhöhen. Er ist mein Anker in bewegten Zeiten, ein großer Lehrer und die Hände in der Erde und ein Lied auf den Lippen eine reichhaltige Fundgrube für Inspirationen.

Ich schätze Einfachheit und Ursprünglichkeit. Kochen am Feuer, einen wärmenden Holzofen.

Mehr zu mir: www.naturheilpraxis-kierstein.de

Aufgewachsen in der Vulkaneifel und studierte Künstlerin, zog es sie später in den Oderbruch.

Hier wirkt sie seitdem vielseitig mit ihren Händen und ihrem Sein. Die Mutter zweier mittlerweile erwachsener Kinder, ist eine begnadete Köchin von wundervollem Essen, als Geomantin in der Natur präsent, im Schaffen von gereinigten Plätzen und Heilerin in der Arbeit mit Feng Shui des Körpers und der Umgebung.

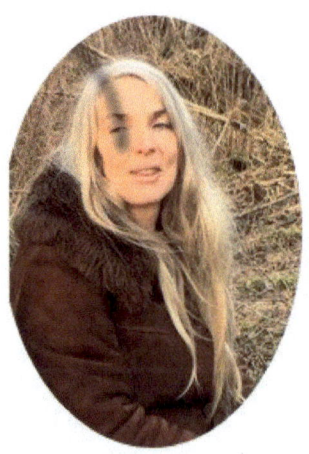

Ich schätze schöne Gespräch mit ihr an der Küchenhexe in einem urtümlichen, zauberhaften Haus mit vielen Kleinoden der ursprünglichen Verbundenheit.

Sie schöpft und wirkt auf Papier, in der Landschaft und mit den Menschen, Die heilige Erde ist unser aller Schöpfungsraum.

DANKE!

Quellen

* Die Wandlungsphasen der traditionell chinesischen Medizin v.

   Udo Lorenzen/ Andreas Noll   Band 1 bis Band 5

* Leitfaden Chinesische Medizin von Claudia Focks

* Grundlagen der Chinesischen Medizin von Giovanni Maciocia

*180 westliche Kräuter in der Chinesischen Medizin von Helmut

   Magel/Sibylle van Luijk

* Qi Zeitschrift für Chinesische Medizin

* Lexikon der biologischen Heilmittel von Gerhard Madaus

* Krämer, Klaus – eigene Mitschriften

* Den Geist verwurzeln von Josef Viktor Müller

* Ein neues Ich – Joe Dispenza

* Miteinander reden – Friedemann Schulz von Thun

* Essenz von Almaas

* Das große Lexikon der Heilpflanzen von Andrew Chevallier

* Wesen und Signatur der Heilpflanzen von Roger Kalbermatten

Weiterführende Literatur

* Die Heilung der Mitte von Dr. med. Georg Weidinger

* Das große Buch der Pflanzenwasser von Susanne Fischer-Rizzi

* Die Meisterkräutertherapie von Wolfgang Schröder

* Medizin der Erde von Susanne Fischer-Rizzi

* Lexikon der Frauenkräuter von Margret Madejsky

237

Danksagung

Ich bedanke mich für die vielen, glücklichen und bewegenden Momente, die ich in und mit der Natur und im schauen ihrer Komplexität und kreativen Schöpferkraft erleben durfte.

Ich bedanke mich für die vielen Geschenke, die ich bisher erhalten habe und für das tiefe Gefühl verbunden zu sein mit allem.

Ich bedanke mich für die unterschiedlichen Gemeinschaften und Netzwerke, durch die ich mich getragen, inspiriert, ergänzt und stimuliert fühle.

Ich bedanke mich für die Erfahrungen der Liebe und ihren Einladungen in die eigene Tiefe zu gehen und sich selbst zu finden.

Ich bedanke mich für das Vertrauen und den Austausch mit meinen Klienten, die meine Liebe zu meiner Arbeit haben weiter wachsen lassen und ich viel aus diesen Begegnungen mitnehmen konnte.

Ich bedanke mich für die Erfahrungen, die ich als Mutter machen konnte und für das Wesen, das ich seit der Geburt auf seinem Entwicklungsweg begleiten darf.

Ich bedanke mich für meinen Garten und die Erfahrungen, die ich beim Arbeiten mit der Erde dort erfahren darf.

Ich bedanke mich für die vielen wundervollen Bücher, die es auf der Welt gibt und die ich so sehr liebe.

Ich bedanke mich für die tiefen Freundschaften, die mein Leben so sehr bereichern und stabilisieren.

Ich bedanke mich bei all jenen, die mein Manuskript gelesen haben und mir mit ihren Spiegelungen und Kritiken sehr geholfen haben.

Ich bedanke mich bei Mena für ihre wundervollen Zeichnungen und ihre Begleitung in dieser Zeit.

Ich bedanke mich bei Pacha Mama für ihr Sein. Für die Schönheit der Schöpfungskraft. Ich bedanke mich für den Spirit des Universums, für die Tiefe und Mannigfaltigkeit der Erfahrungen, für Momente des Alleinseins, für ihre Geduld und die Annahme dessen was ist.

Danke!

Mögen wir ihrer in Achtsamkeit und tiefer Dankbarkeit begegnen. Demut lernen und praktizieren und wieder mehr unsere Hände liebevoll in ihre Erde stecken.